SWETALINA PAUL
MUKTISHREE MAHENDRA
RAHUL MARIA

CAD-CAM IN DER RESTAURATIVEN ZAHNHEILKUNDE

SWETALINA PAUL
MUKTISHREE MAHENDRA
RAHUL MARIA

CAD-CAM IN DER RESTAURATIVEN ZAHNHEILKUNDE

ScienciaScripts

Imprint
Any brand names and product names mentioned in this book are subject to trademark, brand or patent protection and are trademarks or registered trademarks of their respective holders. The use of brand names, product names, common names, trade names, product descriptions etc. even without a particular marking in this work is in no way to be construed to mean that such names may be regarded as unrestricted in respect of trademark and brand protection legislation and could thus be used by anyone.

Cover image: www.ingimage.com

This book is a translation from the original published under ISBN 978-620-8-43207-2.

Publisher:
Sciencia Scripts
is a trademark of
Dodo Books Indian Ocean Ltd. and OmniScriptum S.R.L publishing group

120 High Road, East Finchley, London, N2 9ED, United Kingdom
Str. Armeneasca 28/1, office 1, Chisinau MD-2012, Republic of Moldova, Europe
Managing Directors: Ieva Konstantinova, Victoria Ursu
info@omniscriptum.com

Printed at: see last page
ISBN: 978-620-6-80488-8

Inhalt

EINFÜHRUNG

Kronen- und Brückenversorgungen werden in der Regel von Allgemeinmedizinern nach operativen und endodontischen Behandlungen eingesetzt. Darüber hinaus hat die jüngste Einführung osseointegrierter Implantate die Anwendung von Kronen- und Brückenversorgungen zur Wiederherstellung zahnloser Räume erweitert. Da bei Kronen- und Brückenversorgungen mechanische Beständigkeit und enger Sitz auf den Pfeilern zwingend erforderlich sind, haben sich Metallversorgungen und Metallgerüste, die mit Glas- oder Kunststoffkompositen bedeckt sind, durchgesetzt. Die Entwicklung von Goldgusslegierungen und dentalen Präzisionsgusssystemen hat zur Anwendung von Metallrestaurationen beigetragen. Der Wunsch der Patienten nach Ästhetik und biologischer Sicherheit hat jedoch die Nachfrage nach metallfreien Restaurationen erhöht. Daher sind sowohl neue Materialien als auch neue Verarbeitungstechnologien erforderlich, um die Anforderungen der Patienten zu erfüllen. Wir befinden uns derzeit in einer neuen Ära der routinemäßigen Versorgung mit vollkeramischen Restaurationen, da neue Materialien wie hochgesintertes Glas, polykristallines Aluminiumoxid und Zirkoniumdioxid sowie adhäsive Monomere zur Verfügung stehen.

Entsprechend den Bedürfnissen der Patienten stehen viele neue zahnmedizinische Restaurationsverfahren und prothetische Hilfsmittel wie Inlays, Onlays, Kronen, festsitzende Teilprothesen und herausnehmbare Prothesen zur Verfügung, um den Mund und die Funktion des Patienten wiederherzustellen und seine Gesundheit zu erhalten. Der Wachsausschmelz-Präzisionsguss von Goldlegierungen, das Modellieren und Aushärten von Acrylharzen und das Pulversintern von Dentalporzellan wurden ursprünglich für die Zahnmedizin entwickelt und haben sich als konventionelle Technologien etabliert. Aufgrund der gestiegenen Nachfrage nach sicheren und ästhetisch ansprechenden Dentalwerkstoffen werden neue hochentwickelte Verarbeitungstechnologien und -systeme für die Zahnmedizin erwartet. Eine Lösung hierfür ist die Einführung der CAD/CAM-Technologie (Computer Aided Design and Computer Aided Manufacturing). [(6)]

Der Einsatz computergestützter Fertigungssysteme (CAD/CAM) in der Zahnmedizin, die Mitte der 1980er Jahre eingeführt wurden, hat in den letzten zehn Jahren drastisch zugenommen. Die erste Generation von CAD/CAM-Systemen war für die sofortige Herstellung von Inlay- und Onlay-Keramikrestaurationen am Behandlungsstuhl konzipiert.[(1)]) Die ersten Ergebnisse der CAD/CAM-Technologie sahen sehr vielversprechend aus, erforderten jedoch einen übermäßig hohen Zeitaufwand für die Herstellung. Diese erste Generation von Computerhardware und -software bot eine begrenzte zweidimensionale (2D) Ansicht der gescannten Bilder. Die Festplattenkapazität war nicht in der Lage, die große Datenmenge zu speichern, die für eine dreidimensionale Darstellung erforderlich ist. Die Entwicklung der unterstützenden Computertechnologie hat im Laufe der Zeit dazu geführt, dass komplette Kronen und mehrgliedrige Keramikrestaurationen auf hohem Niveau am Behandlungsplatz entworfen und gefräst werden können. Infolgedessen sind CAD/CAM-Scan- und -Frässysteme zu einer praktischen klinischen Realität geworden, die es den Zahnärzten ermöglicht, Restaurationen am Behandlungsstuhl herzustellen.

CAD/CAM, Teile und Komponenten können mit Hilfe eines Computers mit integrierter Software in Verbindung mit einem Fräsgerät präzise entworfen und bearbeitet werden. [(7)]
CAD/CAM ist ein Akronym für Computer Aided Design/Computer Aided Manufacturing
Es handelt sich um die neueste Technologie, die zu hochpräzisen Restaurationen führt, die

dem Anwender eine minimale Lernkurve ermöglichen und die Herstellung von Restaurationen erleichtern. [4]

Die Begriffe CAD/CAM werden in der Zahntechnik derzeit als Synonyme für frästechnisch hergestellten Zahnersatz verwendet. Streng genommen ist dies nicht ganz korrekt, da der Begriff CAD/CAM keine Auskunft über die Herstellungsmethode gibt. [2]

CAD/CAM hat sich in den letzten 25 Jahren zu einem immer beliebteren Bestandteil der Zahnmedizin entwickelt. Die Technologie , die sowohl im Dentallabor als auch in der Zahnarztpraxis eingesetzt wird, kann für Inlays, Onlays, Veneers, Kronen, festsitzende Teilprothesen, Implantataufbauten und sogar für die vollständige Rekonstruktion des Mundes verwendet werden. CAD/CAM wird auch in der Kieferorthopädie eingesetzt. [1]

Dr. Duret war die erste Person, die in den 1970er Jahren ein CAD/CAM-Gerät entwickelte. [6]

CAD/CAM in der Zahntechnik wurde entwickelt, um 3 Herausforderungen zu lösen. Die erste Herausforderung bestand darin, eine angemessene Festigkeit der Restauration zu gewährleisten, insbesondere für die Seitenzähne. Die zweite Herausforderung bestand darin, Restaurationen mit einem natürlichen Aussehen zu schaffen. Die dritte Herausforderung bestand darin, Zahnrestaurationen einfacher, schneller und genauer zu machen. In einigen Fällen können Patienten dank der CAD/CAM-Technologie noch am selben Tag mit Zahnersatz versorgt werden. [1]

Derzeit gibt es zwei Arten von CAD/CAM-Systemen. Das eine wird nur in der Praxis verwendet, während das andere eine Kombination aus Scannen und Bildübertragung in der Praxis und dem Fräsen von Restaurationen oder dem Gießen von Modellen im Labor ist. Alle Systeme beginnen mit dem Scannen der Präparation, wobei die Methode vom jeweiligen System abhängt. Das eine System ist ein Komplettsystem, bei dem der Zahnarzt in einem Besuch in der Praxis Präparationen scannen, Restaurationen entwerfen und ein fertiges Produkt herstellen kann. Das andere System konzentriert sich auf das Scannen/die digitale Abformung, und der Behandler exportiert dann diese Informationen an ein traditionelles Dentallabor oder an ein spezielles CAD/CAM-Labor zur Herstellung von Restaurationen oder Unterkonstruktionen.[4]

Derzeit gibt es vier Produkte für die digitale Abformung in der Zahnarztpraxis: CEREC AC (Sirona, Charlotte, NC, USA), E4D Dentist (D4D Technologies, Richardson, TX, USA), ITero (Cadent, Carlstadt, NJ, USA), Lava COS (3M ESPE, St. Paul, MN, USA). Dank der digitalen Abdrücke brauchen Zahnärzte keine speziellen Löffel mehr zu verwenden, keine Materialien mehr anzumischen und zu warten, bis sie ausgehärtet sind, die Abdrücke nicht mehr aufzuräumen, sie nicht mehr zu desinfizieren und sie nicht mehr an ein Labor zu schicken.

Die CEREC- und E4D-Geräte können mit In-Office-Design und Fräsen kombiniert werden, während die iTero- und Lava COS-Geräte nur für die Bilderfassung vorgesehen sind. [1]

CAD/CAM-Technologien haben in der Zahnmedizin ein neues Zeitalter eingeleitet. Die Qualität des Zahnersatzes hat sich durch standardisierte Produktionsprozesse deutlich verbessert. Dadurch wird ein sehr effizientes Qualitätsmanagement möglich. Allerdings sind auch einige Nachteile dieser Fertigungstechnologie zu nennen. Die hohen Investitionen für diese Maschinen können das Budget kleinerer Labore überfordern. Einige Anwendungen sind aufgrund der Software und der Produktionsverfahren begrenzt.

Die CAD/CAM-Technologie hat die Zahnmedizin bereits verändert und wird mehr und mehr die traditionellen Techniken zur Herstellung von Zahnersatz ersetzen. [2]

Diese Bibliotheksarbeit enthält eine umfassende Zusammenstellung von Informationen über diese neueste Technologie und ihre Anwendung in der Zahnmedizin.

KAPITEL 1

GESCHICHTE

Computergestütztes Design und computergestützte Fertigung wurden in den 1960er Jahren für den Einsatz in der Flugzeug- und Automobilindustrie entwickelt und ein Jahrzehnt später erstmals in der Zahnmedizin eingesetzt.

In der Zahnmedizin fanden die wichtigsten Entwicklungen von CAD/CAM-Systemen in den 1980er Jahren statt. Vor allem drei Pioniere trugen zur Entwicklung der heutigen dentalen CAD/CAM-Systeme bei.

Dr. Duret war der erste auf dem Gebiet der zahnmedizinischen CAD/CAM-Entwicklung. Ab 1971 begann er mit der Herstellung von Kronen mit funktioneller Form der Kaufläche unter Verwendung einer Reihe von Systemen, die mit einem optischen Abdruck des Pfeilerzahns im Mund begannen, gefolgt vom Entwurf einer optimalen Krone unter Berücksichtigung der funktionellen Bewegung und dem Fräsen einer Krone mit einer numerisch gesteuerten Fräsmaschine.

Er stellte 1983 die erste CAD/CAM-Zahnrestauration her und demonstrierte sein System auf dem internationalen Kongress der französischen Zahnärztekammer im November 1985, indem er seiner Frau in weniger als einer Stunde eine Seitenzahnkrone anfertigte. Später entwickelte er das Sopha-System, das sich auf die spätere Entwicklung von CAD/CAM-Systemen in der Welt auswirkte. (1)

Der zweite ist **Dr. Moermann**, der Entwickler des CEREC-Systems. Er war der Entwickler des ersten kommerziellen CAD/CAM-Systems. Er beriet sich mit Dr. Marco Brendestini, einem Elektroingenieur, der auf die Idee kam, die Zähne optisch zu scannen.(6) 1985 hatte das Team das erste Chairside-Inlay mit einer Kombination aus optischem Scanner und Fräsgerät hergestellt. Sie nannten das Gerät CEREC, ein Akronym für Computer assisted ceramic reconstruction.

Der dritte ist **Dr. Andersson**, der Entwickler des Procera-Systems (jetzt bekannt als Nobel Procera, Nobel biocare, Zürich, Schweiz). Dabei handelt es sich um eine Methode zur Herstellung hochpräziser Zahnkronen im Jahr 1983. (1) Er versuchte, Titankappen durch Funkenerosion herzustellen, und führte die CAD/CAM-Technologie in den Prozess der mit Komposit verblendeten Restaurationen ein. Dies war die Anwendung von CAD/CAM in einem speziellen Verfahren als Teil eines Gesamtbearbeitungssystems. Dieses System entwickelte sich später zu einem Bearbeitungszentrum, das mit Satellitendigitalisierern auf der ganzen Welt für die Herstellung aller Keramikgerüste vernetzt war. Solche vernetzten Produktionssysteme werden derzeit von einer Reihe von Unternehmen weltweit eingeführt.

In der Zwischenzeit haben einige japanische Universitäten in der zweiten Hälfte der 1980er Jahre mit der Forschung und Entwicklung von dentalen CAD/CAM-Systemen begonnen, und eine Reihe von Systemen ist auf dem japanischen Markt erhältlich.

Mitte der 1980er Jahre arbeitete Dr. Rekow mit Kollegen an der Universität von Minnesota an einem zahnmedizinischen CAD/CAM-System. Dieses System wurde entwickelt, um Daten mit Hilfe von Fotos und einem hochauflösenden Scanner zu erfassen und die Restauration mit einer 5-Achsen-Maschine zu fräsen.

Die frühe Technologie ermöglichte die Herstellung von Inlays, Onlays, Veneers und Kronen. In jüngerer Zeit konnten mit CAD/CAM-Systemen auch festsitzende Teilprothesen und Implantataufbauten hergestellt werden.

Am 19. September 1985 wurde an der zahnmedizinischen Fakultät der Universität Zürich das

erste im CAD/CAM-Verfahren hergestellte Keramikinlay in die Zahnkavität eines Patienten eingesetzt.
1994 führte Siemens (Bensheim, Deutschland) das Gerät Cerec 2 ein. Die erweiterte Formschleiftechnik erlaubte die hartgewebeschonende, defektorientierte Herstellung der Inlays, die Abdeckung der Höcker und die Herstellung einer funktionellen Kaufläche mit effizienter Software. Auf diese Weise wurden Konstruktions- und Herstellungsverfahren für alle keramischen Seitenzahnkronen möglich. Die volle Wirkung der Konstruktionsarten "Korrelation" und "Funktion" wurde durch die begrenzte Leistungsfähigkeit des Computers zu dieser Zeit eingeschränkt.
CEREC 3 wurde im Jahr 2000 entwickelt und 2003 um ein dreidimensionales Betriebssystem ergänzt(23). Für das Cerec 3 wurde die Konstruktions- und Steuerungssoftware für die Plattformen Windows NT und 2000 (Microsoft, Mount View, CA, USA) geschrieben und läuft nun auf einem leistungsfähigen Personal Computer, der in die Aufnahmeeinheit integriert ist.
Die digitale Abformung mit optischen Scannern, die alle Informationen der konventionellen Bissregistrierung digital erfasst, jedoch ohne alle Variablen und äußeren Einflüsse, die die Genauigkeit beeinträchtigen, kam 2006 in die Welt der Zahnmedizin.
Invisalign (Align technology, Inc, Santa Clara, CA, USA), eine Behandlung, bei der mehrere durchsichtige, herausnehmbare Apparaturen verwendet werden, die mittels CAD/CAM entworfen und hergestellt werden, um die Zähne zu begradigen, wurde 2011 für die kieferorthopädische Behandlung eingeführt.
Im Jahr 2012 führte Straumann das Straumann cerec CAD/CAM-Gerät ein, das im Vergleich zu anderen Geräten effizienter ist.
CAD/CAM-Systeme werden in Zahnarztpraxen immer beliebter. Mehr als 30.000 Zahnärzte auf der ganzen Welt besitzen Scan- und Fräsmaschinen; 10.000 davon werden in den Vereinigten Staaten und Kanada eingesetzt. Weltweit wurden bereits mehr als 15 Millionen CEREC-Restaurationen hergestellt.

GESCHICHTE VON CAD/CAM

- **1971 - CAD/ CAM technologies were introduced to the dental profession.**

- **1979 - Heitlinger and Rodder followed by,**
- **1980 -Moermann & Brandestini began to share this approach.**

- **1983 -First dental CAD/CAM prototype was presented at the Garanciere conference in France.**

- **1985 -The first CAD/ CAM crown was publicly milled and installed in a mouth without any laboratory involvement.**

- **1986 -The first generation Cerec 1 (Siemens Corp) was introduced.**

- **1994 -The second generation Cerec 2 (Siemens Corp) was presented.**

- **1999- The third generation Cerec 3 (Sirona,Benheim,Germany)**

- **2003- Cerec 3D (Sirona,Benheim,Germany)**

- **2007- Cadent itero**

- 2008 E4D system and LAVA chairside oral scanner was developed
- 2009: CEREC with Bluecam was introduced

- 2011: Invisalign for orthodontic considerations
- 2012: Strumann introduced Straumann Cares CAD/CAM and aligners were introduced

KAPITEL 2

ÜBERPRÜFUNG DER LITERATUR

Jones DW. Chem C (34) (1998)

Sie veröffentlichten einen Artikel, in dem sie beschrieben, welcher Zement für welche Anwendung am besten geeignet ist und welche Zemente am beliebtesten sind. Sie erklärten, dass mehrere Zemente jetzt in Kapseln geliefert werden, die das vorproportionierte Pulver und die Flüssigkeit enthalten. Dieses System ist sehr praktisch und gewährleistet ein gleichmäßiges Pulver-Flüssigkeits-Verhältnis. Es nimmt jedoch die Flexibilität, die Konsistenz des gemischten Zements für bestimmte Anwendungen variieren zu können. Es bietet auch keinen Spielraum für die Steuerung der Zementmenge. Darüber hinaus können kleine Veränderungen in der Zeit des mechanischen Mischens mit dem Amalgamierer das Abbinden des Zements erheblich beeinflussen.

Rosestiel, Land und Fujimoto (12) (2001)

Der Autor beschrieb das Vollkeramiksystem. Sie erklärten, dass, obwohl die Popularität mit der Einführung innovativer Vollkeramikprodukte abnimmt, ein Techniker, der in der Herstellung der Aluminiumkern-Porzellanmantelkrone geübt ist, eine außergewöhnlich ästhetische Restauration herstellt. Das Schlickergießen ist eine traditionelle Technik in der Keramikindustrie und wird zur Herstellung von Sanitärkeramik verwendet. Zwei modifizierte Porzellanzusammensetzungen für das In-Ceram-Spinell enthalten ein Magnesiumspinell als wichtigste kristalline Phase, was die Transluzenz der endgültigen Restauration verbessert. In-Ceram Zirconia enthält Zirkoniumoxid und soll die höchste Festigkeit aufweisen. Die Randpassung von In-Ceram wurde als sehr gut oder gut, aber auch als schlecht bezeichnet, was die technische Empfindlichkeit des Verfahrens und die Notwendigkeit der Auswahl eines erfahrenen Dentallabors unterstreicht.

Mormann WH, Bindl A (3) (2002)

Sie präsentierten eine Studie über Vollkeramik, computergestütztes Design und computergestützte Bearbeitung von Restaurationen am Behandlungsstuhl. Sie stellten fest, dass die Herstellung von Keramikinlays, Veneers, Teil- und Vollkronen im Seitenzahnbereich und Vollkronen im Frontzahnbereich am Behandlungsstuhl vereinfacht und beschleunigt wurde. Eine rasche okklusale und funktionelle Registrierung ist möglich, und die korrekte Okklusion kann genau festgelegt werden. Das Cerec 3 System ist netzwerk- und multimediatauglich und kann in Kombination mit einer intraoralen Farbvideokamera oder einem digitalen Röntgengerät für die Patientenaufklärung und Anwenderschulung eingesetzt werden. Das Cerec 3 System ist ein Diagnose-, Restaurations-, Schulungs- und Dokumentationszentrum für die Zahnarztpraxis.

Ritter AV. (7) (2002)

Sie beschrieben das Chairside CAD/CAM in der Zahnmedizin. Sie erklärten, dass CAD/CAM ein Akronym für computerunterstütztes Design/computerunterstützte Fertigung ist. Mit CAD/CAM können Teile und Komponenten mit Hilfe eines Computers mit integrierter Software, die mit einem Fräsgerät verbunden ist, entworfen und präzise bearbeitet werden. Bei der Herstellung einer CAD/CAM-Füllung macht der Zahnarzt mit einer kleinen intraoralen Kamera ein digitales Bild des präparierten Zahns. Das digitale Bild enthält dreidimensionale Informationen über die Größe des zu restaurierenden Zahns und des Defekts.

McLaren EA, Terry DA. (26) (2002)

Sie veröffentlichten einen Artikel über CAD/CAM-Systeme, Materialien und klinische Richtlinien für Vollkeramikkronen und festsitzende Teilprothesen. Darin heißt es, dass die Fortschritte bei den dentalkeramischen Werkstoffen und die Entwicklung der computergestützten Konstruktion/Computer Aided Manufacturing- und Frästechnik die Entwicklung und Anwendung hochwertiger Dentalkeramiken erleichtert haben. CAD/CAM ermöglicht den Einsatz von Materialien, die mit herkömmlichen zahntechnischen Verfahren nicht verwendet werden können. Dieser Artikel gibt einen Überblick über die wichtigsten Techniken und neuen Materialien, die in der Zahnmedizin für CAD/CAM-gefertigte Kronen und festsitzende Teilprothesen verwendet werden. Außerdem werden die klinischen Richtlinien für die Verwendung dieser Systeme behandelt.

Estafan D, Dussetschleger F, Agosta C, Reich S. (23) (2003)

Sie erklärten, dass mit CEREC Restaurationen für alle klinischen Einzelindikationen hergestellt werden können: Inlays, Onlays, Teilkronen, Kronen (im Front- und Seitenzahnbereich) und Veneers. Mit mehr als 7.000.000 gefertigten Restaurationen seit der Einführung der CEREC-Technologie im Jahr 1987 ist CEREC eines der am besten erforschten Restaurationssysteme auf dem Markt, mit dokumentierten Erfolgsraten von mehr als 90% nach 10 Jahren. Im Gegensatz zu anderen indirekten Verfahren werden CEREC-Restaurationen aus festen, homogenen Blöcken aus Vollkeramik gefräst. Der Herstellungsprozess der CEREC-Blöcke gewährleistet eine optimale Konsistenz mit sehr geringen Schwankungen in Festigkeit und Qualität. Keramiken, die für CEREC-Restaurationen verwendet werden, weisen Abnutzungseigenschaften auf, die denen des natürlichen Zahnschmelzes ähnlicher sind als andere Materialien. Die CEREC-Materialien der Hersteller Vita, Ivoclar und 3MESPE sind in einer Vielzahl von Farben und Transluzenzen erhältlich. Die in diesem Dokument vorgestellten Studien unterstreichen die außergewöhnliche klinische Leistungsfähigkeit und Langlebigkeit von CEREC-Vollkeramikrestaurationen. In der fast 20-jährigen Geschichte des CEREC-Systems gab es drei Generationen von Geräten. CEREC 1 wurde 1987 für die Herstellung von Inlays eingeführt; CEREC 2 kam 1994 auf den Markt und bot schließlich alle Einzelindikationen an; CEREC 3 wurde im Jahr 2000 geboren und 2003 um ein dreidimensionales Betriebssystem erweitert.

Misch CE (13) (2004)

Sie beschrieben die CAD/CAM stereotaktischen Operationsschablonen. Sie erklärten, dass man anatomisch genaue dreidimensionale Modelle der alveolären Anatomie des Patienten mit Hilfe einer Reihe von CAD/CAM- und Rapid-Prototyping-Verfahren (computer aided design/computer aided manufacturing) herstellen kann. CAD/CAM-gestützte chirurgische stereotaktische Schablonen können auf der Grundlage einer CT-Untersuchung erstellt werden, die mit Hilfe der IKT einen dreidimensionalen Behandlungsplan für den Patienten mit der Position und Ausrichtung der Zahnimplantate entwickelt hat. Um den dreidimensionalen Behandlungsplan mit den Implantatpositionen und -ausrichtungen in das Modell zu integrieren, muss der Zahnarzt auch die innere Architektur der Anatomie des Patienten erstellen. Der Zahnarzt kann dann ein Modell der Alveolaranatomie des Patienten erstellen, in das die Position und Ausrichtung der Osteotomie eingearbeitet ist.

Prüfstein A, Phillips RJ. (29) (2005)

Sie veröffentlichten einen Artikel über die Vereinfachung der CAD/CAM-Zahnmedizin. Darin heißt es, dass die CAD/CAM-Technologie in der Zahnmedizin sowohl im zahntechnischen Labor als auch in der Allgemeinpraxis zunehmend zur Herstellung von

Inlays, Onlays, Kronen und Veneers aus Vollkeramik eingesetzt wird. Derzeit gibt es nur ein CAD/CAM-System für den Einsatz in der Zahnarztpraxis, CEREC®3D von Sirona Dental Systems. Es besteht der Irrglaube, dass der CAD/CAM-Prozess kompliziert und zeitaufwändig ist. Doch dieses CAD/CAM-System ist einfach zu bedienen, vielseitig und präzise. Vollkeramische Restaurationen können am Behandlungsstuhl entworfen und gefräst werden, traditionelle Abdrücke und Provisorien entfallen, und der Patient verlässt den Termin in etwa einer Stunde mit einer fertigen Restauration. Die CAD/CAM-Technologie kann auf eine fast 20-jährige klinische Erfahrung zurückblicken und hat sich in allen relevanten Aspekten der klinischen Leistung bewährt, einschließlich Passform, Langlebigkeit und Überlebensrate, Empfindlichkeit, Festigkeit und Abnutzung. Dieser Artikel veranschaulicht die Einfachheit der grundlegenden Fertigkeiten, die erforderlich sind, um mit der Chairside-CAD/CAM-Technologie restaurative Ziele zu erreichen.

Mclaren EA, Hyo L. (25) (2006)

Sie veröffentlichten eine Studie über Technologien und Materialien sowie die klinische Perspektive. Darin heißt es, dass neue CAD/CAM-Systeme und -Technologien in immer kürzeren Abständen auf dem Dentalmarkt eingeführt werden. Die meisten Dentalunternehmen, die im Bereich der restaurativen Zahnheilkunde tätig sind , sind bereits auf dem Markt oder sind dabei, ein System oder Material für den CAD/CAM-Markt zu entwickeln. Um dem Leser eine Vorstellung davon zu vermitteln, wie die Industrie oder die Wirtschaft den Dentalmarkt sieht, ist TDS, dessen Muttergesellschaft Nike™-Schuhe herstellt, kürzlich in den CAD/CAM-Markt eingestiegen. Aufgrund der zunehmenden Verwirrung darüber, was diese Technologien sind, was sie bewirken und, was noch wichtiger ist, was die klinischen und labortechnischen Richtlinien für die Verwendung dieser Materialien und Techniken sind, werden in diesem Artikel die wichtigsten Punkte dieser Themen behandelt. Die Fortschritte bei den dentalkeramischen Werkstoffen und Verarbeitungstechniken, insbesondere CAD/CAM und Frästechnik, haben die Entwicklung und Anwendung hochwertiger Dentalkeramiken erleichtert. CAD/CAM ermöglicht die Verwendung von Materialien, die mit herkömmlichen zahntechnischen Verfahren nicht verwendet werden können. Eine streng kontrollierte industrielle Keramikverarbeitung kann zu einer größeren Gleichmäßigkeit der Mikrostruktur, höherer Dichte, geringerer Porosität und geringeren Restspannungen führen. Solche Verbesserungen haben das Potenzial, die klinische Vorhersagbarkeit zu verbessern. CAD/CAM ist in gewisser Weise zu einem Synonym für Zirkoniumdioxid geworden, aber es gibt Systeme, mit denen jede Art von Keramik bearbeitet werden kann, d. h. Glaskeramik, interpenetrierende Materialien (Infiltrationskeramik) und festgesinterte Monophasenkeramiken wie Zirkoniumdioxid.

Devigus A, Lombardi G. (28) (2006)

Sie veröffentlichten einen Artikel über Verblendschalen aus Vitabloc für cerec/inLab. Darin heißt es, dass keramische Verblendschalen als dauerhafte und ästhetische Versorgungen gelten. Bei diesem Restaurationstyp werden zwei dünne Schalen mit einem Haftkomposit auf minimal präparierte Zähne (Schmelz und/oder Dentin) geklebt. Es entstehen zwei Haftschichten zwischen Komposit und geätztem Keramikkomposit und der Zahnoberfläche. Diese Art der adhäsiven Befestigung eines keramischen Veneers kann mit einer Keramikfliese verglichen werden. Die mechanischen Eigenschaften (die Belastung wird minimiert) und die Mikrostruktur des intakten Zahns können wiederhergestellt werden. Dieses Konzept wird auch als "Biomimetik" bezeichnet. Kompositmaterialien werden auch für die Herstellung von direkten oder indirekten Verblendungen verwendet. Sie sind in der

Regel preiswerter als Keramikverblendungen und ermöglichen kurzfristig ähnliche, hochästhetische Ergebnisse. Über längere Zeiträume hinweg nehmen jedoch die Zuverlässigkeit und die Ästhetik von Komposit-Veneers aufgrund von Verfärbungen, Brüchen und dem Verlust der Oberflächenstruktur und des Glanzes ab. Eine klinische Studie zeigte, dass nach 2 Jahren 20 % der Kompositveneers versagten, während es bei Keramikveneers keine Ausfälle gab. Erste Veröffentlichungen, die den klinischen Einsatz von adhäsiv befestigten Keramikveneers dokumentieren, stammen aus den frühen 80er Jahren. Die Haftung zwischen Zahnoberfläche und Keramik ist stark genug, um dauerhafte Restaurationen zu gewährleisten. Die Verwendung moderner Adhäsivsysteme ermöglicht auch den Verbund zwischen weniger retentivem Zahnhalsschmelz und freiliegendem Dentin mit der verwendeten Keramik. Die geätzte Keramikoberfläche ist sogar noch retentiver als die geätzte Zahnoberfläche.

Culp L. Prüfstein A. (45) (2006)

Der Autor veröffentlichte einen Artikel über die CAD/CAM-Zahnmedizin: Ein neues Forum für die Teamarbeit zwischen Zahnarzt und Zahntechniker. Er erklärte, dass die Hauptaufgabe des Labortechnikers in der restaurativen Zahnheilkunde darin besteht, alle funktionellen und ästhetischen Parameter, die vom Zahnarzt festgelegt wurden, perfekt in eine restaurative Lösung zu übertragen. Es ist eine Beziehung zwischen Architekt und Bauherr. Während des gesamten restaurativen Prozesses, von der ersten Konsultation über die Behandlungsplanung, das Provisorium und die endgültige Eingliederung, erfordern die Kommunikationswege zwischen dem Zahnarzt und dem Labortechniker eine vollständige Übermittlung von Informationen über bestehende, gewünschte und realistische Situationen und Erwartungen in und aus dem klinischen Umfeld. Funktionelle Komponenten, okklusale Parameter, Phonetik und ästhetische Anforderungen sind nur einige der wesentlichen Informationen, die der Techniker benötigt, um die Herstellung erfolgreicher, funktioneller und ästhetischer Restaurationen abzuschließen. Die Kommunikationsmittel zwischen Zahnarzt und Techniker sind heute wie früher Fotografien, schriftliche Dokumentationen und Abdrücke des vorhandenen Gebisses des Patienten. Aus diesen Abdrücken/Modellen werden die klinischen Präparationen und das Gegengebiss erstellt und auf einen Artikulator montiert, der die Kieferbewegungen des Unterkiefers simuliert.

Mormann WH. (2006) (36)

Sie veröffentlichten einen Artikel über die Entwicklung des CEREC-Systems. Darin heißt es, dass der Autor bereits 1980 die Attraktivität der Restauration von Seitenzähnen mit zahnfarbenem Material erkannte. Er führte Studien durch und entwickelte das klinische Konzept der geklebten Keramikinlays und warf gleichzeitig die Frage nach der schnellen Herstellung von Keramikrestaurationen auf. Der Autor entwickelte Pläne für die computergestützte Herstellung von Keramikrestaurationen in der Zahnarztpraxis (CAD/CAM), die es dem Zahnarzt ermöglichen sollten, eine oder mehrere Keramikrestaurationen in einem einzigen Termin am Behandlungsstuhl anzufertigen. Das ursprüngliche Konzept bestand aus einer kleinen mobilen CAD/CAM-Einheit, die einen Computer, eine Tastatur, einen Trackball, ein Fußpedal und eine optoelektronische Mundkamera als Eingabegeräte, einen Monitor und ein Bearbeitungsfach umfasste. CEREC 3 (Sirona Dental Systems GmbH, Bensheim) teilte das System in eine Aufnahme-/Konstruktionseinheit und eine separate Bearbeitungseinheit. Eine dreidimensionale Software macht die Handhabung sowohl in der Praxis als auch im Labor anschaulich und einfach. Sie kamen zu dem Schluss, dass das CEREC CAD/CAM-Konzept zu einem wichtigen

Bestandteil der Zahnmedizin wird.

Feuerstein P. (39) (2007)

Sie veröffentlichten einen Artikel über die neuen Änderungen bei CAD/CAM. Darin heißt es, dass das Programm seit vielen Jahren in der industriellen Fertigung eingesetzt wird, wo es von winzigen Teilen wie Muttern und Schrauben bis hin zu sehr großen Teilen wie Flugzeugflügeln alles herstellt. Medizinische Geräte und Automobile werden mit CAD/CAM-Programmen entworfen. Sirona hat dieses Konzept aufgegriffen und es sowohl physisch als auch wirtschaftlich so verkleinert, dass es in eine Zahnarztpraxis passt. In vielen Fällen kann die Qualität einer korrekt konstruierten Restauration, die auf der Grundlage einer hervorragenden Präparation mit CEREC hergestellt wurde, mit der Passform herkömmlicher laborgefertigter Restaurationen mithalten. Der offensichtliche Vorteil für den Patienten besteht in der Möglichkeit, eine endgültige Restauration in einem Besuch zu erhalten, da die Schritte der Abdrucknahme und der Herstellung eines Provisoriums, die einen zweiten Besuch erforderlich machen, weitgehend entfallen. Außerdem erhält der Patient eine metallfreie Restauration, deren Eigenschaften mit denen traditioneller, im Labor hergestellter Inlays, Onlays und Keramikkronen konkurrieren können. Heute, 20 Jahre später, sind neue Materialien entwickelt worden, die es ermöglichen, Restaurationen aus vorgefertigten massiven Blöcken zu fräsen, die mit diesem System verwendet werden können. Viele Behandler haben sich mit den verschiedenen CEREC-Varianten auseinandergesetzt und werden sich sicherlich auch mit dem neuen E4D beschäftigen, sobald es verfügbar ist. Da CEREC völlig neu gestaltet wurde und E4D einige neue Funktionen bietet, ist es für den Zahnarzt ratsam, sich mit diesen und anderen CAD/CAM-Systemen auseinander zu setzen.

Pilathadka S, Vahalova D, Vosahlo T. (19) (2007)

Sie veröffentlichten eine Studie über Zirkoniumdioxid: Ein neues keramisches Material für die Zahnmedizin. Systeme auf der Basis von Yttrium-tetragonalen Zirkoniumdioxid-Polykristallen (Y-TZP) sind die jüngste Ergänzung zu den hochfesten Vollkeramiksystemen, die für Kronen und festsitzende Teilprothesen verwendet werden. CAD/CAM-gefertigte Systeme auf Y-TZP-Basis werden verwendet und sind sowohl im ästhetischen Bereich als auch in belasteten Regionen gefragt. Dieser systematische Überblick umfasst die Ergebnisse aktueller wissenschaftlicher Studien und die spezifischen klinischen Richtlinien für die Verwendung. Im folgenden Beitrag werden auch unsere klinischen Erfahrungen mit Cercon Y-TZP-basierten Materialien (DeguDent, A Dentsply International Co, Rodenbacher und Hanu.) in langspannigen sechsgliedrigen festsitzenden Teilprothesen (FPD) in einem ästhetischen Bereich dargestellt. Hervorragende physikalische Materialeigenschaften, Biokompatibilität und überlegene Ästhetik machen Y-TZP zu einem beliebten Material unter den modernen Vollkeramikmaterialien. Die Herstellungsmethode eines solchen Materials wird durch die Verwendung der hochtechnologischen CAD/CAM-Technik vereinfacht.

Feuerstein P (39) (2007)

CAD/CAM - computergestütztes Design und computergestützte Fertigung - gibt es schon seit langem. Es wird seit vielen Jahren in der industriellen Fertigung eingesetzt, wo alles von winzigen Teilen wie Schrauben und Muttern bis hin zu sehr großen Teilen wie Flugzeugflügeln hergestellt wird. Medizinische Geräte und Automobile werden mit CAD/CAM-Programmen entworfen. Wenn der Begriff CAD/CAM in der Zahnmedizin fällt, denkt man sofort an CEREC® (Sirona, Charlotte, NC), das seit 20 Jahren auf dem Markt ist und den Beruf geprägt hat. Bis CEREC war der limitierende Faktor für diese Art von Raffinesse in der Zahnmedizin die Größe und die Kosten der Ausrüstung. Eine typische

Werkstatt gibt mehr als eine Viertelmillion Dollar aus und braucht viel Platz für CAM-Maschinen. Im Mai 1984 meldete Francois Duret, DDS, ein Patent mit dem Titel "Verfahren und Vorrichtung zur Herstellung einer Prothese, insbesondere einer Zahnprothese" an (US-Patent Nr. 4.663.720). Das Patent wurde im Mai 1987 erteilt, und Duret verfasste daraufhin einen Artikel über die automatisierte Herstellung von Prothesen. Im Jahr 1989 brachte er ein System zum Chicago Midwinter Meeting mit und demonstrierte live eine am Computer hergestellte Restauration. Das Verfahren dauerte etwa 4 Stunden, und die Ausrüstung war groß und teuer.

Feuerstein P. (44) (2007)

Er veröffentlichte einen Artikel über die neuen Änderungen bei CAD/CAM. Er erklärte, dass, während wir darauf warten, dass sich Intraoralscanner mehr durchsetzen, Abdrücke und Modelle bereits jetzt für diese neuen Verfahren an Labore geschickt werden können. Die Labors sind mit Geräten ausgestattet, die wie ein kleiner Ofen aussehen. Darin wird ein Modell befestigt, und dann werden die Modelle mit Hilfe von Lasern, Kameras oder "Tastgeräten" in einem Muster bewegt, das es den Scannern ermöglicht, die Formen digital zu kopieren. Die digitale Datei wird dann an einen Computer gesendet, der das virtuelle Modell erstellt. Diejenigen Leser, die Invisalign® (Align Technology, Inc, Santa Clara, CA) verwendet haben, sind mit diesem Verfahren bereits vertraut. In der Laborwelt war Procera® (Nobel Biocare, Yorba Linda, CA) einer der ersten, der diese Technologie einsetzte. Der verwendete Scanner ist eine Sonde, die das Präparat "abtastet", um das digitale Modell zu entwickeln. Bei der Auswahl eines Systems für ein Labor sind zwei Dinge zu beachten: die Detailgenauigkeit und die Präzision des Scanners. Dies hat natürlich einen großen Einfluss auf das Endergebnis, ähnlich wie der Einfluss des intraoralen Abdrucks auf die Passform einer Restauration.

Ganz SD (10) (2008)

Sie stellten fest, dass zweidimensionale Filmbilder aufgrund der ihnen innewohnenden Verzerrungsfaktoren nur begrenzt aussagekräftig sind und die nicht interaktive Natur der Filme selbst nur wenig Informationen über die Knochendichte, die Knochenbreite oder die räumliche Nähe vitaler Strukturen liefert. Mit der Einführung der 3D-Rekonstruktion mittels CT oder Kegelstrahl-CT (CBCT) stehen dem Kliniker Instrumente zur Verfügung, mit denen er das Einsetzen von Implantaten, Knochentransplantaten oder orthognathen chirurgischen Eingriffen in einer echten und genauen virtuellen Umgebung simulieren kann. Die ursprünglichen Filme, die aus diesen Scans hervorgingen, boten dem Kliniker eine Fülle von Informationen, aber keine interaktiven Möglichkeiten und schränkten daher die diagnostischen Möglichkeiten oder das Potenzial für die Zusammenarbeit mit anderen Technologien wie CAD/CAM ein.

Persson ASK, Andersson M, Oden A, Englund GS. (9) (2008)

Ziel der Studie war es, die Reproduzierbarkeit von digitalisierten Zahnsteinrepliken im Vergleich zum Meistermodell und die Zuverlässigkeit der computergestützten Analyse zu ermitteln. Es wurden vier Meisterstümpfe für vollständige Kronen aus vorgesintertem Yttria-stabilisiertem tetragonalem Zirkoniumdioxid (Y-TZP) angefertigt. Acht Vinyl-Polysiloxan-Abdrücke (PROVIL)

novo; Heraeus Kulzer) wurden von jedem Stumpf aufgenommen und Gipsabdrücke in Typ-IV-Gips (Vel-Mix Stone; Kerr) gegossen. Die Meisterstümpfe und die Gipsabdrücke wurden mit einem Tastkopfscanner (Procera® Forte; Nobel Biocare AB) digitalisiert, um triangulierte Oberflächenmodelle zu erstellen. Die Punktwolke aus der ersten der wiederholten

Digitalisierungen jedes Meisterstumpfs wurde als CAD-Referenzmodell (CRM) verwendet. Die Diskrepanzen zwischen den Punkten in den triangulierten Oberflächenmodellen und den entsprechenden CRM wurden mit einer Matching-Software (CopyCAD 6.504SP2; Delcam Plc) gemessen. Die Verteilung der Diskrepanzen wurde analysiert und in Farbdifferenzkarten dargestellt. Die Präzision der Messmethode, dargestellt als Wiederholbarkeitskoeffizient, lag zwischen 7 und 16 m (gesamte Fläche), während die Analyse der Steinreplikate eine Präzision (Wiederholbarkeitskoeffizient) zwischen 19 und 26 m ergab. Die Genauigkeit der Nachbildung gegenüber der Vorlage (die mittlere Abweichung) lag zwischen 0,5 und 2,0 m (95 % Konfidenzintervall 1,5-2,9 m).

Fasbinder DJ. (43) (2009)

Sie haben einen Artikel veröffentlicht, der über die Innovationen in der CAD/CAM-Technologie berichtet: CEREC AC mit Bluecam. Er stellte fest, dass der technologische Fortschritt Zahnärzte immer wieder herausfordert, ihre derzeitigen Techniken für die Patientenbehandlung neu zu bewerten. Computer Assisted Design/Computer Assisted Machining (CAD/CAM) ist eine technologische Innovation in der Zahnheilkunde, die Materialien und Prozesse sowohl im zahntechnischen Labor als auch in der Klinik erheblich beeinflusst hat. Es wurde eine Reihe von digitalen Systemen eingeführt, die Zahnärzten die Möglichkeit bieten, restaurative Behandlungen ohne Abdrücke und Gipsabdrücke durchzuführen. Das CEREC-System (Sirona Dental Systems) ist ein solches digitales System, das die CAD/CAM-Technologie für die restaurative Zahnheilkunde anwendet und in jüngster Zeit eine Reihe von Innovationen erfahren hat. Das CEREC-System wurde Anfang der 1980er Jahre speziell für die Herstellung von Keramikrestaurationen durch einen Zahnarzt in einem einzigen Termin entwickelt. Seitdem wurde das System durch eine Reihe von Hardware- und Software-Upgrades weiterentwickelt, um die restaurativen Möglichkeiten des CEREC 3-Systems auf Inlays, Onlays und Kronen im Seitenzahnbereich sowie auf Kronen und Veneers im Frontzahnbereich zu erweitern. **Miyazaki T, Hotta Y, Kunii Kuriyama JS, Tamaki Y. (6) (2009)**

Sie geben einen Überblick über die jüngste Geschichte der Entwicklung von CAD/CAM-Systemen für die Herstellung von Kronen und festsitzenden Teilprothesen, basierend auf ihrer 20-jährigen Erfahrung in diesem Bereich. Der aktuelle Stand der weltweit entwickelten kommerziellen CAD/CAM-Systeme wird bewertet, wobei der Schwerpunkt auf dem Gebiet der Keramikkronen und FPDs liegt. Abschließend wird ein Ausblick auf die Zukunft der dentalen CAD/CAM-Technologie gegeben. Der Einsatz von dentalen CAD/CAM-Systemen ist nicht nur im Bereich der Kronen und FPDs, sondern auch in anderen Bereichen der Zahnmedizin vielversprechend, auch wenn der Beitrag derzeit noch begrenzt ist.

Beuer F, Schwiger J, Marlis E, Kappert HF, Gernet W und Edelhoff D. (16) (2009)

Sie veröffentlichten eine Studie über hochfestes CAD/CAM-gefertigtes Verblendmaterial, das auf Zirkoniumdioxidkappen gesintert wurde - eine neue Herstellungsmethode für vollkeramische Restaurationen. In dieser In-vitro-Studie wird die Bruchfestigkeit von Kronenkappen auf Zirkoniumdioxidbasis, die mit einer CAD/CAM-gefertigten hochfesten Keramikkappe durch Sintern verblendet wurden, mit anatomisch identischen Kronen auf Zirkoniumdioxidbasis verglichen, die entweder überpresst oder durch die Schichttechnik zur Fertigstellung verblendet wurden. In ihrer Studie wurde eine 1,2 mm starke, um 360 Grad abgeschrägte Präparation an einem zweiten Oberkiefermolaren vorgenommen und 15 Mal in eine Kobalt-Chrom-Legierung dupliziert. Es wurde eine Stichprobe von 45 Zirkoniumdioxidkappen hergestellt und in drei Gruppen aufgeteilt. In der ersten Gruppe (VT) wurden die Zirkonoxidkappen konventionell in Schichttechnik verblendet, in der zweiten Gruppe wurde die Verblendkeramik über die Zirkonoxidkappe gepresst (PT), und in der dritten Gruppe (ST) wurde eine CAD/CAM-gefertigte hochfeste anatomisch geformte Verblendkappe auf die Zirkonoxidkappe gesintert. Alle Kronen wurden konventionell auf ihren Stümpfen zementiert und in der Universalprüfmaschine bis zum klinischen Versagen getestet. Die Bruchlastdaten wurden mit einer einseitigen Varianzanalyse und einem Posthoc-Test für Mehrfachvergleiche verglichen (alpha<0,05). Die Proben der Gruppe VT wiesen eine mittlere Bruchlast von 3700,39 (1238,72) N auf, die der Gruppe OT 3523,73 (1181,11) N und die der Gruppe ST 6262,67 (2257,42) N. Die Unterschiede zwischen den Gruppen VT/OT und ST waren statistisch signifikant (P<0,001).

Tsitrou E, Antoniades M, Pahinis K, Noort RV. (17) (2009)

Sie führten eine Studie zur Bruchfestigkeit von minimal präparierten, kunststoffgebundenen CEREC-Inlays durch. Ziel der Studie war es, die strukturelle Integrität und den Bruchmodus von Zähnen zu vergleichen, die mit traditionell und minimal präparierten, kunststoffgebundenen CAD/CAM-Inlays aus demselben Material versorgt wurden. Vierzig intakte Oberkiefer-Prämolaren wurden verwendet und in vier Gruppen aufgeteilt. Zwei Gruppen wurden nach einem traditionellen Inlay-Präparationsdesign (2,0 mm okklusale Reduktion, ein 1,5 mm breiter proximaler Kasten und divergierende Wände) und zwei Gruppen nach einem neu vorgeschlagenen minimalen Präparationsdesign (rund geformte Kavität mit 1,0 mm okklusaler Reduktion, ein U-förmiger proximaler Kasten mit 1,0 mm Breite und parallelen Wänden) präpariert. Es wurden zwei Restaurationssysteme getestet: ein Kompositsystem, bestehend aus Paradigm MZ100 (3M ESPE) Blöcken und RelyX Unicem (3M ESPE) Kunststoffzement, und ein Keramiksystem, bestehend aus ProCAD Blöcken (Ivoclar-Vivadent) und Variolink II (Ivoclar-Vivadent) Kunststoffzement. Die Inlays wurden nach den Anweisungen der Hersteller zementiert. Jede Probe wurde mit einer Traversengeschwindigkeit von 0,5 mm/Minute in einer Universalprüfmaschine bis zum Bruch axial zur Okklusalfläche belastet. Die Bruchlastdaten wurden mittels ANOVA analysiert, wobei Inlays desselben Restaurationsmaterials verglichen wurden. Im Fall des Kompositsystems betrugen die mittlere Bruchlast und der SD 1322 N (+/- 445) für die traditionellen Inlays und 1511 N (+/- 395) für die minimalen Inlays, während im Fall des Keramiksystems diese Werte 1135 N (+/- 450) für die traditionellen Inlays und 1761 N (+/- 494) für die minimalen Inlays betrugen. Die statistische Analyse der Ergebnisse zeigte, dass es keinen statistisch signifikanten Unterschied zwischen den beiden Designs für das Kompositsystem gab, während für das Keramiksystem die minimal präparierten Zähne eine höhere mittlere Bruchfestigkeit aufwiesen. Die nicht-parametrische Analyse (Kruskal-Wallis) der Bruchart zeigte, dass es keinen statistisch signifikanten Unterschied zwischen traditionell und minimal präparierten Inlays für beide Systeme gab (p > .05).Unter den Bedingungen dieser experimentellen Studie zeigten nur die Keramikinlays, wenn sie mit einem minimalen Präparationsdesign präpariert wurden, eine höhere Bruchfestigkeit im Vergleich zu den traditionell präparierten Zähnen. Die Verwendung des vorgeschlagenen minimalen Präparationsdesigns beeinträchtigte nicht die unmittelbare postoperative strukturelle Integrität von Zähnen, die entweder mit Komposit oder mit Keramikinlays restauriert wurden.

Cavalcanti AN, Foxton RM, Watson TF, Oliveira MT, Giannini M, Marchi GM. (18) (2009)

Sie führten eine Studie über Y-TZP-Keramiken durch: Schlüsselkonzepte für die klinische Anwendung. Im Vergleich zu herkömmlichen Keramiksystemen weisen Yttrium-stabilisierte tetragonale Zirkoniumdioxidkeramiken (Y-TZP) einige überlegene mechanische Eigenschaften auf, die eine breite Anwendung in der Zahnmedizin ermöglichen. Ziel der vorliegenden Studie war es, relevante Informationen über Y-TZP-Keramiken aus von Experten begutachteten Artikeln zusammenzustellen. Eine Suche in der englischsprachigen, von Experten begutachteten Literatur wurde mit Hilfe der Datenbank PubMed zwischen 1998 und 2008 durchgeführt. Artikel, die sich nicht ausschließlich mit der klinischen Anwendung von Y-TZP-Keramikrestaurationen befassten, wurden von der weiteren Auswertung ausgeschlossen. Ausgewählte Artikel beschreiben die Haupteigenschaften von Zirkoniumdioxidkeramiken und wichtige klinische Merkmale, insbesondere im Zusammenhang mit Zementierungsverfahren. Aus der Literatur geht hervor, dass, obwohl neue Substanzen und Geräte für die Oberflächenvorbereitung von Zirkoniumdioxidkeramiken in der Entwicklung sind, das vielversprechendste Befestigungsprotokoll die Verwendung von Luftschleifen mit Aluminiumoxidpartikeln (silanisiert oder nicht) zu sein scheint, gefolgt von der Anwendung von Harzzementen oder Oberflächenprimern, die spezielle reaktive Monomere enthalten. Da Zirkoniumdioxid-Keramiken jedoch erst vor kurzem für zahnmedizinische Anwendungen entwickelt wurden, gibt es nicht genügend klinische Beweise, um ein definitives Befestigungsprotokoll zu unterstützen.

Torres MA, Estela SA, Raya MA und Diago MP. (8) (2009)

Sie untersuchten CAD/CAM-Systeme in der Implantologie. Ziel ihrer Studie war es, die in der Implantologie verwendeten CAD/CAM-Systeme zu untersuchen, wobei der Schwerpunkt auf der Herstellung von Implantat-Abutments und Bohrschablonen lag. CAD/CAM-Abutments haben den Vorteil, dass sie für jeden Patienten individuell angefertigt werden und besser passen als andere Abutments. Außerdem sind sie wesentlich widerstandsfähiger, da sie aus Materialien wie Titan, Aluminiumoxid und Zirkoniumdioxid bestehen. Um die Genauigkeit beim Einsetzen der Implantate zu verbessern, verwenden wir die Stereolithographie zur Herstellung von CAD/CAM-Schablonen. Mit dieser Methode wird ein minimalinvasiver Eingriff ohne Lappen durchgeführt, und die Prothese wird eingesetzt, so dass die Implantate sofort funktionell belastet werden.

Cehreli MC, Kokat AM, AKCA K. (20) (2009)

Sie führten eine randomisierte 2-Jahres-Studie durch, in der sie CAD/CAM-Zirkonoxidkronen mit gleitgegossenen glasinfiltrierten Aluminiumoxid/Zirkonoxid-Vollkeramikkronen verglichen. Ziel dieser randomisierten, kontrollierten klinischen Studie war der Vergleich der frühen klinischen Ergebnisse von gleitgegossenen glasinfiltrierten Aluminiumoxid/Zirkoniumoxid- und CAD/CAM-Zirkoniumoxid-Vollkeramikkronen. Bei 20 Patienten wurden insgesamt 30 Kronen aus InCeram-Zirkonoxid und Cercon-Zirkonoxid angefertigt und mit einem Glasionomerzement zementiert. Bei den Kontrollterminen zu Studienbeginn, nach 6 Monaten, nach 1 Jahr und nach 2 Jahren wurde das Qualitätsbewertungssystem der Californian Dental Association (CDA) zur Beurteilung der prothetischen Versorgungen herangezogen, und die Ergebnisse des Plaque- und Gingiva-Index wurden zur Untersuchung der parodontalen Ergebnisse der Behandlungen verwendet. Bei keiner der Restaurationen wurden klinische Anzeichen von Randverfärbungen, anhaltenden Schmerzen und Sekundärkaries festgestellt. Alle InCeram-Zirkonoxidkronen überlebten den Zweijahreszeitraum, obwohl bei einem nicht vitalen Zahn eine Wurzelfraktur in Verbindung mit einem Bruch der Verblendkeramik der Restauration auftrat. Eine Cercon-Zirkoniumdioxid-Restauration brach und wurde ersetzt. Nach den CDA-Kriterien wurde die marginale Integrität der InCeram Zirconia- (73 %) bzw. Cercon Zirconia-Restaurationen (80

%) als ausgezeichnet bewertet. Die Rate der leichten Farbabweichungen war bei InCeram Zirconia-Restaurationen (66 %) höher als bei Cercon Zirconia-Restaurationen (26 %). Die Plaque- und Gingiva-Indexwerte lagen meist bei Null und waren im Laufe der Zeit nahezu konstant. Die zeitabhängigen Veränderungen der Plaque- und Gingiva-Indexwerte innerhalb und zwischen den Gruppen waren statistisch ähnlich ($p>0,05$). Diese klinische Studie zeigt, dass Einzelzahnkronen aus InCeram-Zirkoniumdioxid und Cercon-Zirkoniumdioxid vergleichbare frühe klinische Ergebnisse aufweisen, beide als akzeptable Behandlungsmodalitäten erscheinen und, was am wichtigsten ist, Vollkeramikkronen aus Aluminiumoxid, die mit 25 % Zirkoniumdioxid verstärkt sind, der funktionellen Belastung im Seitenzahnbereich ausreichend standhalten können.

Tagtekin DA, Ozyoney G, Yanikoglu F. (21) (2009)

Sie präsentierten eine zweijährige klinische Bewertung von IPS empress II Ceramic Onlay/Inlays. Sie stellten fest, dass die Restauration umso länger im Mund verbleibt, je stärker das Keramikmaterial ist. In der aktuellen Studie wurde die zweijährige klinische Leistung eines starken Keramiksystems, IPS Empress II, mit erhöhter Festigkeit bei Onlay-/Inlay-Restaurationen von Backenzähnen bewertet. Die Zähne von 35 Patienten, darunter drei Prämolaren und 32 Molaren, wurden für 28 Onlay- und sieben Inlay-Restaurationen mit IPS Empress II-Keramik präpariert. Die Restaurationen wurden mit einem hochviskosen, dualhärtenden Befestigungskompositzement (Bifix) zementiert und von zwei Prüfern anhand von USPHS-Kriterien zu Beginn (eine Woche nach dem Einsetzen), sechs Monate, ein Jahr und zwei Jahre später bewertet. Die Baseline-Scores und Recalls wurden mit dem Wilcoxon Signed Rank Test ausgewertet. Statistisch signifikante Randverfärbungen auf der Bravo-Ebene wurden bei den 12- und 24-Monats-Recalls festgestellt ($p=0,046$). Ein Debonding war statistisch unbedeutend. Hinsichtlich der Anamnese wurden keine Veränderungen beobachtet, wie z. B. Symptome des Kiefergelenks oder der Kaumuskulatur. Es wurden keine Restaurationen aufgrund von Hypersensibilität ersetzt oder fehlten bei der Zweijahresbewertung. Eine Abnutzung der Restauration, des Antagonisten oder eine Veränderung der Approximalkontakte wurde nicht beobachtet. IPS Empress II Ceramics erwies sich unter den Bedingungen der aktuellen Studie als geeignete Onlay-/Inlay-Restauration für die klinische Anwendung.

Hersteller-Website (46) (2010)

Sie veröffentlichten eine Medienmitteilung mit dem Titel Medienmitteilung Straumann lanciert neues CADCAM-Zahnrestaurationssystem. Straumann, ein weltweit führendes Unternehmen in der Implantologie, restaurativen und regenerativen Zahnmedizin, gab heute die Markteinführung seines neuen CAD/CAM-Zahnrestaurationssystems bekannt, das die jüngste Komponente im Portfolio des Unternehmens an hochmodernen digitalen Lösungen darstellt. Die aktuelle Markteinführung umfasst eine fortschrittliche Scantechnologie, eine neue Konstruktionssoftware, ein erweitertes Anwendungsspektrum und ein zusätzliches Material - alles mit dem Ziel, die Effizienz der Arbeitsabläufe, die Präzision, den Patientenkomfort und das Behandlungsergebnis zu verbessern. Das neue System ist ab sofort in den ersten Märkten verfügbar in

Europa und Nordamerika2 und wird in den kommenden Monaten, nach den entsprechenden behördlichen Genehmigungen, eingeführt. Straumann ist der Ansicht, dass dies die bisher bedeutendste Einführung einer erweiterten Funktionalität in der CADCAM-Zahnmedizin ist.

Klim J, Edward B (27) (2010)

Sie veröffentlichten einen Artikel über CAD/CAM-Restaurationsverfahren: Innovation in der

Zahnmedizin. Ziel der Studie war es, Informationen über restaurative Verfahren und Materialien zu liefern, die mit der CAD/CAM-Technologie hergestellt werden. Die CAD/CAM-Technologie (Computer Aided Design/Computer Aided Manufacturing) wurde Mitte der 1980er Jahre in der Zahnmedizin eingeführt und steht sowohl für die Herstellung von CAD/CAM-Restaurationen am Behandlungsstuhl als auch im Labor zur Verfügung. Bei der Wahl des Verfahrens sollten die ästhetischen Anforderungen, der Zeitaufwand am Behandlungsstuhl, die Laborkosten, die Anzahl der Besuche und die Bequemlichkeit und Rentabilität der CAD/CAM-Ausrüstung berücksichtigt werden. Je nach gewählter Methode stehen für die Herstellung von Restaurationen CAD/CAM-Keramikblöcke aus leuzitverstärkter Keramik, Lithiumdisilikat, Zirkoniumdioxid und Komposit zur Verfügung. Bei der Entscheidung, welche Keramikart verwendet werden soll, muss der Zahnarzt Ästhetik, Festigkeit und die einfache Anpassung der gefrästen Restaurationen berücksichtigen. CAD/CAM bietet sowohl dem Zahnarzt als auch dem Labortechniker die Möglichkeit, die Herstellung von festsitzenden Restaurationen zu automatisieren und den Patienten hochästhetische Restaurationen in nur einem oder zwei Besuchen anzubieten.

Flury S, Lussi A und Zirmeerli B. (22) (2010)

Sie veröffentlichten eine Studie über die Leistung verschiedener Poliertechniken für direkte CAD/CAM-Keramikrestaurationen. In dieser In-vitro-Studie wurde die Leistung von drei keramischen und zwei gängigen Polierverfahren für zwei CAD/CAM-Keramiken bewertet. Verglichen wurden Oberflächenrauhigkeit und -qualität. Eine glasierte Gruppe (GLGR) jedes Keramikmaterials diente als Referenz. Einhundertzwanzig Probekörper von VITABLOCS Mark II (VITA) und 120 Probekörper von IPS Empress CAD (IPS) wurden auf standardisierte Weise aufgeraut. Zwanzig VITA- und 20 IPS-Probekörper wurden glasiert (VITA Akzent Glaze/Empress Universal Glaze). Es wurden fünf Poliermethoden untersucht (n=20/Gruppe): 1) EVE Diacera W11DC- Set (EVE), 2) JOTA 9812-Set (JOTA), 3) OptraFine-System (OFI), 4) Sof-Lex 2382 Scheiben (SOF) und 5) Brownie/Greenie/Occlubrush (BGO). Die Polierqualität wurde mit einem Oberflächenrauhigkeitsmessgerät gemessen (Ra- und Rz-Werte). Das Signifikanzniveau wurde auf alpha=0,05 festgelegt. Es wurden Kruskal-Wallis-Tests und paarweise Wilcoxon-Rangsummentests mit Bonferroni-Holm-Anpassung verwendet. Die qualitative Oberflächenbewertung repräsentativer Proben wurde mit dem REM durchgeführt. Bei VITA-Keramik ergab SOF niedrigere Ra- ($p<0,00001$) aber höhere Rz-Werte als GLGR ($p=0,003$); EVE, JOTA, OFI und BGO ergaben signifikant höhere Ra- und Rz-Werte als GLGR. Auf IPS-Keramik wiesen SOF und JOTA niedrigere Ra-Werte als GLGR auf ($p<0,0001$). Gleiche Ra- aber signifikant höhere Rz-Werte ergaben sich zwischen GLGR und EVE, OFI oder BGO. VITA und IPS wiesen beim Polieren mit SOF die glattesten Oberflächen auf. Dennoch sind keramische Poliersysteme für Kliniker, die CAD/CAM einsetzen, nach wie vor von Interesse, da diese Methoden universell einsetzbar sind und im Vergleich zu den untersuchten Silikonpolierern eine längere Haltbarkeit aufweisen.

Beuer F, Schweiger J, Edelholf D (2) (2010)

Sie beschrieben die Materialien und Technologien im Zusammenhang mit CAD/CAM. Sie erklärten, dass das CAD/CAM-System aus drei verschiedenen Komponenten besteht, d.h. einem Digitalisierungswerkzeug/Scanner, der eine vorhandene Geometrie in digitale Daten umwandelt, die vom Computer verarbeitet werden können, einer Software, die Daten verarbeitet und je nach Anwendung einen Datensatz für die Produktherstellung erzeugt. Eine Produktionstechnologie, die den Datensatz in das gewünschte Produkt umwandelt.

Hersteller-Website (47) (2011)
Sie veröffentlichten einen Artikel über die CEREC Blocs. CEREC Blocs sind industriell gefertigte, feinstrukturierte Feldspatkeramikblöcke, die zur Herstellung von Inlays, Onlays, Kronen und Veneers mit CEREC oder inLab verwendet werden. Der entscheidende Vorteil der CEREC Blocs ist, dass die Restaurationen sofort nach dem Schleifen eingesetzt werden können. Zahnärzte schätzen auch die gute Polierbarkeit und die hervorragenden schmelzähnlichen Abrasionseigenschaften der CEREC Blocs. Die ausgewählte Zusammensetzung, das feine Gefüge und der industrielle Sinterprozess bei der Herstellung der Keramikblöcke sind die Hauptgründe für die gute Polierbarkeit und die hervorragenden schmelzähnlichen Abrasionseigenschaften von Restaurationen aus CEREC Blocs. Die hervorragend schleifbaren CEREC Blocs PC ermöglichen es dem Zahnarzt, die für natürliche Zähne charakteristischen Farbverläufe in Bezug auf Transluzenz und Intensität chairside zu reproduzieren und damit eine bessere Integration der Restauration in die Restbezahnung zu erreichen. Die schleifwerkzeugschonende, feinstrukturierte Feldspatkeramik zeichnet sich durch antagonistenfreundliche Abrasionseigenschaften aus, die denen der natürlichen Zahnsubstanz entsprechen, sowie durch optimale Lichtleitfähigkeit und weiße Fluoreszenz.
Davidowitz G., Philip GK. (1) (2011)
Sie erklärten, dass computergestütztes Design (CAD) und computergestützte Fertigung (CAM) in den letzten 25 Jahren in der Zahnmedizin immer beliebter geworden sind. Die Technologie, die sowohl im Dentallabor als auch in der Zahnarztpraxis zum Einsatz kommt, kann für Inlays, Onlays, Veneers, Kronen, festsitzende Teilprothesen, Implantat-Abutments und sogar für die Rekonstruktion des gesamten Kiefers verwendet werden. Der Artikel behandelt die Geschichte von CAD/CAM in der Zahnmedizin und gibt einen Überblick über die Funktionsweise. Er enthält auch Informationen über die Vor- und Nachteile, beschreibt die wichtigsten verfügbaren Produkte, erörtert, wie Sie die neue Technologie in Ihre Praxis einbinden können, und geht auf künftige Anwendungen ein.
Christensen GJ, Child PL. (38) (2011)
Gegenwärtig wird CAD/CAM in der Zahnmedizin nicht nur verwendet, sondern von einer wachsenden und begeisterten Gruppe von Zahnärzten bevorzugt, die seinen Wert entdeckt und gelernt haben, das Konzept in die reguläre zahnärztliche Praxis zu integrieren. CAD/CAM in der Zahnmedizin hat die Phase der "Early Adopters" und derjenigen, die alles Neue kaufen, hinter sich gelassen - sie bewegt sich jetzt auf die "Early Majority" zu. Die heute verfügbaren CAD/CAM-Technologien und die klinischen Ergebnisse, die dem Berufsstand und den Patienten zur Verfügung stehen, wären noch vor wenigen Jahren unmöglich gewesen ( ).
Paul L. (40) (2011)
Sie beschrieben, ob die digitale Zahnmedizin die Zukunft der Zahnmedizin ist. Sie erklärten, dass die Assoziationen, die mit dem Jahr 2010 verbunden sind, Gedanken an futuristische Konzepte hervorrufen, wie sie in Filmen, im Internet und in einer Vielzahl von Medien vermittelt werden. In Filmen und Büchern, die in einem Zeitraum spielen, der nur wenige Jahrzehnte in der Zukunft liegt, wird ein Leben voller fortschrittlicher Medizin, Reisen, Technik, Fertigung und sogar schneller und einfacher Nahrungsmittelproduktion dargestellt. Doch wenn wir dieses zukünftige Datum erreichen, stellen wir fest, dass sich die Technologie nicht so schnell verändert, wie wir es uns vorstellen. Stellt die heutige Zahnmedizin - oft als "digitale Zahnmedizin" bezeichnet - die hochtechnologischen, einfach zu implementierenden Lösungen dar, die vor 30 Jahren oder sogar im letzten Jahr erdacht und beschrieben wurden?

Kliniker mit jahrzehntelanger Erfahrung oder Studenten der Dentalgeschichte können auf die Fortschritte in der Zahnmedizin zurückblicken und eindeutig feststellen, dass der zahnärztliche Beruf ein aufregendes technologisches Wachstum erlebt hat. Doch im Vergleich zur Medizin, zur biomedizinischen Technik, zur Automobil- und Luftfahrtindustrie, zum Rapid Manufacturing, zur Elektronik und zu anderen Bereichen scheint die Zahnmedizin mehr als ein Jahrzehnt im Rückstand zu sein, wenn es darum geht, neue Technologien auf breiter Basis zu übernehmen oder zu integrieren.

Moldovan O, Luthardt RG, Corcodel N, Rudolph H (14) (2011)

Sie veröffentlichten einen Artikel über CAD/CAM-Technologien zur standardisierten, präzisen Herstellung von Zahnersatz aus hochfesten Materialien (Zirkoniumdioxid). Die dreidimensionale Innenpassung von CAD/CAM-gefertigten Zirkonoxidkappen wurde in vitro untersucht, um die Realisierbarkeit dieses Ziels zu überprüfen. Die Analyse basierte auf keramischen Meisterstümpfen von präparierten Zähnen und entsprechenden virtuellen CAD-Oberflächen. Fünf Kappen pro Stumpf wurden mit zwei verschiedenen CAD/CAM-Technologien hergestellt: Fräsen und Schleifen. Die innere Passung wurde durch eine dreidimensionale Repliktechnik mittels optischer Digitalisierung und computergestützter Analyse bestimmt. Ergebnisse. Die mittleren internen Spaltmaße betrugen 134/84 m (SD 78/28) für molare und 93/69 m (SD 56/35) für prämolare Kappen (Fräsen/Schleifen) unter Verwendung eines digitalisierbaren Silikons für die Replikate, die den Zementraum darstellen; sie waren statistisch signifikant in Bezug auf Zahn und CAD/CAM-System ($p < 0,001$).

Haddad MF, Rocha EP, Assuncao WG. (35) (2011)

Sie veröffentlichten einen Artikel über die Zementierung von prothetischen Versorgungen: von der konventionellen Zementierung zum dentalen Klebekonzept. Das Zementierungsverfahren von metallfreien festsitzenden Teilprothesen weist besondere Merkmale in Bezug auf die Keramik und die Zementierungsmittel auf, die eine korrekte Verbindung zwischen diesen Materialien erforderlich machen. Unser Ziel in dieser Literaturübersicht war es, die Hauptgruppen von Zementen für die metallfreie Restauration aufzuzeigen und die Vorteile, Nachteile und Empfehlungen der einzelnen Zemente zu diskutieren. Unsere Suche beschränkte sich auf die elektronischen Datenbanken PubMed und SciELO sowie auf Bücher zu diesem Thema. Es gibt im Wesentlichen 3 Arten von Hartzementen: konventionelle Zemente, Kunststoffzemente oder Mischformen aus beiden. Die metallfreien Restaurationen können mit konventionellen Zementen oder Kunststoffzementen befestigt werden. Die richtige Wahl des Befestigungsmaterials ist von entscheidender Bedeutung für die Langlebigkeit von Zahnersatzmaterialien. Konventionelle Zemente sind vorteilhaft, wenn eine gute Druckfestigkeit, eine gute Filmdicke und Wasserlösungsbeständigkeit erforderlich sind. Sie erfordern jedoch eine ideale Präparation und sind nicht säurelösungsbeständig. Konventionelle Zemente sind für Porzellane geeignet, die nicht säuregeätzt werden können. Kunststoffzemente sind die erste Wahl für die metallfreie Zementierung von Restaurationen, da sie bessere physikalische Eigenschaften und eine bessere Ästhetik aufweisen als herkömmliche Mittel.

Hersteller-Broschüre (37) (2012)

SironaLab ist nach eigenen Angaben ein CAD/CAM-Gerät zur Herstellung von Inlays, Onlays, Kopien, Kronen und dreiteiligen festsitzenden Teilprothesen aus fräsbaren Keramikblöcken . Sirona gibt an, dass es die gleiche Konstruktions-/Bearbeitungstechnologie wie CEREC 3D von Sirona verwendet und das erste CAD/CAM-Gerät ist, das für den Einsatz in einem Dentallabor entwickelt wurde. Das inLab erstellt ein digitales Bild, indem es einen Stumpf scannt und dann eine dreidimensionale Restauration generiert und auf dem Bildschirm anzeigt. Der Techniker kann das Design nach seinen individuellen Wünschen verändern.

Wikipedia (5) (2012)

Sie beschrieben das computergestützte Design (CAD) und die Fragen im Zusammenhang mit CAD/CAM. Was macht ein CAD/CAM-Operator, was muss ein CAD/CAM-Operator wissen, wie wird man CAD/CAM-Operator, wie findet man einen Job als CAD/CAM-Operator, was für ein Gehalt und welche Leistungen erhalten CAD/CAM-Techniker, welche Vorbereitung braucht ein High-School-Schüler, wie kann man für das College bezahlen, CAD/CAM-bezogene Karrierewege. Eine unvollständige Auflistung von vierjährigen Studiengängen (Bachelor) in CAD/CAM, Weblinks und Quellen für Berufsinformationen

Barlett D und Brunton PA (11) (2012)

Sie beschrieben das Käppchen mit und ohne CAD/CAM. Sie erklärten, dass Procera ein relativ neues System ist, das auch eine Aluminiumoxidkappe hat. Der Stumpf wird mit einem Saphir-Rubin-Laser gescannt, um ein digitales Bild der Präparation zu erstellen, das per E-Mail an das Hub-Labor gesendet wird. Eine computergesteuerte Fräsmaschine verwendet das digitale Bild, um einen Kern aus dicht gesintertem Aluminiumoxid herzustellen, der dann an das Ursprungslabor zurückgeschickt wird. Das Käppchen kann in zwei Dicken hergestellt werden, was sich auf den Platzbedarf für die Krone auswirkt. Die dünnere Kappe ermöglicht den Einsatz der Technik in Bereichen, in denen der Platz begrenzt ist und eine weitere Zahnreduktion nicht möglich ist. Bei CAD/CAM-Systemen wird entweder eine analoge Krone aus Keramik oder ein digitaler Abdruck der Präparation verwendet. Zur Herstellung von Inlays oder Kronen werden Porzellanblöcke gefräst, und bei beiden Methoden wird herkömmliches Porzellan verwendet. Neuere Generationen dieser Verfahren haben diese Einschränkungen weitgehend überwunden, und es sind weitere Entwicklungen zu erwarten - insbesondere eine Zunahme von Systemen, die einen optischen Abdruck verwenden.

Addison O, Cao X, Sunnar P, Fleming GJ. (15) (2012)

Sie veröffentlichten eine Studie über die Auswirkungen der Bearbeitungsvariabilität auf die Festigkeit einer "chair-side" CAD-CAM-Keramik. Ihr Ziel war es, eine neuartige Methodik zu entwickeln, um Proben für die Bestimmung der biaxialen Biegefestigkeit (BFS) einer CAD-CAM-Feldspatkeramik mit Oberflächenfehlerintegralen analog zum klinischen Zustand zu erzeugen. Die getesteten Hypothesen waren: BFS und Oberflächenrauheit (R (a)) sind unabhängig von der Bearbeitungsvariabilität, die durch die Erneuerung oder Verschlechterung von Formschleifwerkzeugen entsteht, und dass ein Glühzyklus nach der Bearbeitung die BFS signifikant verändern würde. Das Ergebnis ihrer Studie war, dass sich der mittlere R (a) signifikant zwischen den Gruppen unterschied ($P<0,01$), aber durch das Glühen nicht beeinflusst wurde ($P = 0,42$). Der mittlere BFS-Wert wurde durch das Setzen des Bohrers signifikant verändert ($P<0,01$). Das Annealing führte zu keiner signifikanten Veränderung der Weibull-Parameter, da sich die 95%-Konfidenzintervalle überschnitten. Es wurden keine signifikanten Korrelationen zwischen Bearbeitungsreihenfolge und BFS oder R (a) beobachtet ($P>0,05$).

Hersteller-Broschüre (24) (2012)

Sie veröffentlichten über die Lava Ultimate: CAD/CAM-Füllungsmaterial CEREC. Sie behaupteten, dass es sich bei 3M™ ESPE™ Lava™ Ultimate CAD/CAM Restorative um eine neue Materialklasse handelt, die als Resin Nano Ceramic (RNC) bezeichnet wird. Das

Material basiert auf der revolutionären Nanokeramik-Technologie von 3M und ist eine Mischung aus Komposit und Keramik. Wie ein Verbundwerkstoff ist das Material nicht spröde und bruchfest. Wie eine Glaskeramik hat das Material eine ausgezeichnete Polierfähigkeit für eine dauerhafte Ästhetik. Dieses neue Material wird bei der Herstellung hochgradig wärmegehärtet, so dass ein Brennvorgang nach dem Fräsen nicht mehr erforderlich ist. Das Material kann problemlos am Behandlungsstuhl oder im Dentallabor gefräst werden, lässt sich schnell auf Hochglanz polieren und kann bei Bedarf mit lichthärtenden Füllungsmaterialien weiter angepasst werden . Im Vergleich zu einer typischen Glaskeramik ist Lava Ultimate CAD/CAM-Restaurationsmaterial weniger spröde und lässt sich daher mühelos fräsen, leicht anpassen und schneiden, was auf eine geringere Brüchigkeit bei der Einprobe schließen lässt. Lava Ultimate CAD/CAM-Restaurationsmaterial weist eine Biegefestigkeit von 200 MPa auf - höher als jedes andere CAD/CAM-Material, das nicht nachgebrannt werden muss. Bisher lag die maximale Festigkeit, die ein echtes Chairside CAD/CAM-Material erreichen konnte, bei ca. 150 MPa. Dank dieser außergewöhnlichen Festigkeit in Kombination mit der hohen Elastizität können wir jetzt monolithische Seitenzahnkronen anbieten, sogar über Implantaten. Die Festigkeit ist sogar so hoch, dass 3M ESPE Ihnen eine branchenweit führende 10-Jahres-Garantie bietet.

Kumar R, Patil S. (31) (2012)

Sie veröffentlichten einen Fallbericht über die erzwungene kieferorthopädische Extrusion und die Verwendung von CAD/CAM zur Rekonstruktion einer stark zerstörten Krone: Ein multidisziplinärer Ansatz. In dieser Studie wird über einen Fall berichtet, bei dem die forcierte kieferorthopädische Extrusion und die CAD/CAM-Technik (computerunterstütztes Design und computergestützte Fertigung) zur Rekonstruktion eines rechten oberen zentralen Schneidezahns mit stark zerstörter Krone eingesetzt wurden. Die ästhetische Rehabilitation eines frakturierten rechten mittleren Oberkieferschneidezahns wurde mit einem multidisziplinären Ansatz durchgeführt, d. h. mit einer konventionellen endodontischen Behandlung, gefolgt von einer kieferorthopädischen Extrusion und einer endgültigen Restauration mit CAD/CAM und einem einteilig gefrästen Zirkoniumdioxid-Stift und -Kern mit einer vollflächigen Zirkoniumdioxid-Krone. Nach Abschluss des Verfahrens zeigten periapikale Röntgenaufnahmen nach 3 Monaten, dass der Stift und der Kern gut an den Stiftbereich angepasst waren und die periapikale Läsion vollständig ausgeheilt war. Diese Technik kann eine vollständige ästhetische Rehabilitation eines stark zerstörten Zahns ermöglichen, ohne die biologische Breite zu beeinträchtigen, und hat daher eine bessere Prognose.

Genuchten MV. (41) (2012)

Der Autor veröffentlichte eine Studie, in der er die Zukunft der Zahnmedizin erläuterte: Die Reise ins Digitale. Er erklärte, dass die Zahnmedizin in der Vergangenheit viele analoge Prozesse, manuelle Arbeit und physische Zwischenprodukte wie Abdrücke beinhaltete. Auf der einen Seite kann man sagen, dass sich morgen nicht alles ändern wird. Andererseits ist klar, dass Innovationen wie CAD/CAM und intraorales Scannen die Zahnmedizin in den kommenden Jahren beeinflussen werden. Die Digitalisierung der Zahnmedizin wird die Wertschöpfungskette verändern, und Zahnärzte sollten sich darauf vorbereiten, um die Chancen zu nutzen, die sich aus diesen Veränderungen ergeben. Es ist nicht schwer vorherzusagen, dass eine Branche wie die Zahnmedizin digital werden wird. Schwieriger ist es, vorherzusagen, wann dies geschehen wird und wie das erfolgreiche Geschäftsmodell aussehen wird, wenn es soweit ist. Es liegt auf der Hand, dass durch die digitale Vernetzung der verschiedenen Akteure in der zahnmedizinischen Wertschöpfungskette eine Menge gewonnen werden kann.

Dental Tribune America (42) (2013)

Sie erläuterten die Sonnenseiten von CAD/CAM. Sie erklärten, dass alles digital zu werden scheint. Fotografie. Musik. Datenspeicherung. Sogar Dentallabore, was sowohl den Patienten als auch den Zahnärzten, die sie behandeln, zugute kommen wird. So wie sich die für die CAD/CAM-Zahnmedizin verfügbaren Materialien und Technologien verbessert haben, so haben sich auch die Restaurationen, die Patienten mit dieser Form der digitalen Zahnmedizin erhalten können, verbessert. Die heutigen CAD/CAM-Restaurationen sind passgenauer, haltbarer und sehen natürlicher aus als früher maschinell hergestellte Restaurationen.Die CAD/CAM-Technologie sollte nicht die Fähigkeiten eines Zahnarztes oder Zahntechnikers ersetzen. Zahnärzte müssen bei der Erstellung der ersten Zahnpräparation genau sein; sowohl Zahnärzte als auch Labortechniker müssen bei der digitalen Abformung und der Erstellung der Restauration genau sein.

Feuerstein P, Puri S (4) (2013)

Derzeit gibt es zwei Arten von CAD/CAM-Systemen. Das eine wird nur in der Praxis verwendet, während das andere eine Kombination aus Scannen und Bildübertragung in der Praxis und dem Fräsen von Restaurationen oder dem Gießen von Modellen im Labor ist. Alle Systeme beginnen mit dem Scannen der Präparation, wobei die Methode vom jeweiligen System abhängt.CAD/CAM-Systeme haben sich erheblich weiterentwickelt und bieten mehr Genauigkeit und Optionen als früher. Es ist absehbar, dass die Entwicklung der CAD/CAM-Technologie der Zahnmedizin weiterhin mehr Möglichkeiten für ihre Anwendung bieten wird, einschließlich einer weiteren CAD/CAM-Integration von Verfahren und Bildgebungsverbesserungen.

Website des Herstellers (33) (2013)

In diesem Artikel erklärt der Hersteller über die digitale Zahnheilkunde, prothetische Lösungen in CAD-CAM. Die Welt der Zahnheilkunde entwickelt sich technisch und wissenschaftlich in allen Bereichen ständig weiter, und der Bereich der Zahnprothetik bildet offensichtlich keine Ausnahme. In den letzten Jahren hat die CAD-CAM-Technologie eine wichtige Rolle gespielt und eine Revolution in Bezug auf die Qualität bei der Planung und Herstellung von Zahnersatz ausgelöst. Die CAD-CAM-Systeme sind eine echte Revolution für die tägliche Arbeit mit moderner Zahnprothetik. CAD-CAM = Computer Aided Design - Computer Aided Manufacturing. Phibo® CAD-CAM-Prothesen hätten viele Vorteile für den Behandler, angefangen von einer breiten Produktpalette für alle Indikationen bis hin zu den besten Materialien. All diese Vorteile führen zu mehr zufriedenen Patienten.

Paul Feuerstein (32) (2013)

In diesem Artikel erläutert der Autor CAD/CAM und den digitalen Abdruck. Er erklärte, dass es derzeit zwei Arten von CAD/CAM-Systemen gibt. Das eine wird nur in der Praxis verwendet, während das andere eine Kombination aus Scannen und Bildübertragung in der Praxis und dem Fräsen von Restaurationen oder dem Gießen von Modellen im Labor ist. Alle Systeme beginnen mit dem Scannen der Präparation, wobei die Methode vom jeweiligen System abhängt.CAD/CAM-Systeme haben sich erheblich weiterentwickelt und bieten heute mehr Genauigkeit und Möglichkeiten als früher. Es ist absehbar, dass die Entwicklung der CAD/CAM-Technologie der Zahnmedizin auch weiterhin mehr Möglichkeiten für ihre Nutzung bieten wird, einschließlich einer weiteren CAD/CAM-Integration von Verfahren und Verbesserungen bei der Bildgebung. Digitale Abdruck- und CAD/CAM-Systeme bieten eine

Reihe von Vorteilen gegenüber herkömmlichen Methoden. Im Falle eines kompletten CAD/CAM-Systems, mit dem Präparationen gescannt und Restaurationen in der Praxis hergestellt werden, entfällt ein zweiter Besuch des Patienten (CEREC, Sirona Dental Systems; E4D, D4D Tech). Es hat sich gezeigt, dass CAD/CAM-Restaurationen eine gute Langlebigkeit und eine Passform aufweisen, die den anerkannten klinischen Parametern entspricht.

Sirona inLab (37) (2013)

Das Sirona inLab ist ein CAD/CAM-Gerät (computer-assisted design/computer-assisted machining) zur Herstellung von vollkeramischen Inlays, Onlays, Käppchen, Kronen und 3-gliedrigen festsitzenden Teilprothesen aus fräsbaren Keramikblöcken. Laut Sirona nutzt es die gleiche Konstruktions- und Bearbeitungstechnologie wie CEREC 3D von Sirona und ist das erste CAD/CAM-Gerät, das für den Einsatz in einem Dentallabor konzipiert wurde. Das inLab erstellt ein digitales Bild durch Scannen eines Stumpfes und generiert dann eine dreidimensionale Restauration, die auf dem Bildschirm angezeigt wird. Der Techniker kann das Design nach seinen individuellen Wünschen verändern. Nach dem Entwurf fräst das inLab die Restauration aus einem Block von VITA/Ivoclar-Keramik oder 3M ESPE wärmegehärtetem Komposit. Sirona gibt die Gesamtbearbeitungszeit mit 27 Minuten für ein Käppchen und 76 Minuten für ein Brückengerüst an. Diese Zeit kann durch den Einsatz des externen Scanners inEos Dental Digitizer von Sirona weiter verkürzt werden. Mit dem inLab können vollanatomische Kronen und Brücken oder nur Käppchen hergestellt werden, wobei die Vollanatomie durch die traditionelle Schichtkeramiktechnik erreicht wird. Sirona bietet kostenlose Upgrades für seine Software an, erhebt jedoch eine geringe Gebühr für "Aktivierungsschlüssel" (ein Schlüssel wird pro hergestellter Einheit benötigt). Das inLab benötigt einen herkömmlichen Pentium 4 PC, wiegt 66 lbs, misst 19 "Bx10 "Hx18 "T, und benötigt 100V - 230V AC, 50/60 Hz.

Kind PL (40) (2013)

Er erklärte, dass die Assoziationen, die mit dem Jahr 2010 verbunden sind, Gedanken an futuristische Konzepte hervorrufen, wie sie in Filmen, im Internet und in einer Vielzahl von Medien suggeriert werden. In Filmen und Büchern, die in einem Zeitraum spielen, der nur wenige Jahrzehnte in der Zukunft liegt, wird ein Leben voller fortschrittlicher Medizin, Reisen, Technik, Fertigung und sogar schneller und einfacher Lebensmittelproduktion dargestellt. Doch wenn wir dieses zukünftige Datum erreichen, stellen wir fest, dass sich die Technologie nicht so schnell verändert, wie wir es uns vorstellen. Stellt die Zahnmedizin heute - oft als "digitale Zahnmedizin" bezeichnet - die hochtechnologischen, einfach zu implementierenden Lösungen dar, die vor 30 Jahren oder sogar im letzten Jahr erdacht und beschrieben wurden?

Kliniker mit jahrzehntelanger Erfahrung oder Studenten der Dentalgeschichte können auf die Fortschritte in der Zahnmedizin zurückblicken und eindeutig feststellen, dass der zahnärztliche Beruf ein aufregendes technologisches Wachstum erlebt hat. Im Vergleich zur Medizin, der biomedizinischen Technik, der Automobil- und Luftfahrtindustrie, dem Rapid Manufacturing, der Elektronik und anderen Bereichen scheint die Zahnmedizin jedoch mehr als ein Jahrzehnt im Rückstand zu sein, wenn es darum geht, neue Technologien auf breiter Basis zu übernehmen oder zu integrieren. Obwohl diese Aussage einige frühe Anwender und Hersteller der neuen, verfügbaren Technologien in der Zahnmedizin frustrieren mag, zeigt ein Vergleich der Technologien, die in anderen fortschrittlichen Branchen routinemäßig eingesetzt werden, diese Kluft deutlich auf. Wenn andere Branchen neuere und bessere

Technologien übernommen haben (und diese auch untereinander austauschen), warum hinkt die Zahnmedizin dann hinterher? Wo steht unser Berufsstand bei den neuen Technologien, und wohin könnten wir uns entwickeln?

KAPITEL 3

WAS IST CAD/CAM?

Bei der computergestützten Konstruktion (CAD) werden Computerhardware und Grafiksoftware eingesetzt, um Konstruktionszeichnungen zu erstellen. Moderne CAD-Ausrüstung ermöglicht es dem Designer, sehr schnell sehr genaue und realistische Bilder der zu fertigenden Produkte zu erstellen. Dabei geht es oft um mehr als nur um Formen. Wie bei der manuellen Erstellung von technischen und ingenieurtechnischen Zeichnungen muss die CAD-Ausgabe Informationen wie Materialien, Verfahren, Abmessungen und Toleranzen entsprechend den anwendungsspezifischen Konventionen vermitteln. Es kann zur Konstruktion von Kurven und Figuren im zweidimensionalen Raum oder von Kurven, Flächen und Körpern im dreidimensionalen Raum verwendet werden. (Abbildung 1)

Die computergestützte Fertigung (CAM) ist ein System zur automatischen Herstellung von Fertigerzeugnissen mit Hilfe computergesteuerter Produktionsmaschinen. CAD und CAM arbeiten insofern zusammen, als das in CAD erstellte digitale Modell in das CAM-Softwarepaket eingegeben wird. Die CAM-Software muss die physische Form des Produkts kennen, bevor sie die richtigen Fertigungsanweisungen für eine Produktionsmaschine zusammenstellen kann. [Abbildung 2][(5)]

CAD/CAM ist die neueste Technologie, die zu hochpräzisen Restaurationen führt, die den Anwendern eine minimale Lernkurve ermöglichen und die Herstellung von Restaurationen erleichtern. [(4)]

Computer Aided Design and Drafting (CADD) ist der Einsatz von Computersystemen zur Unterstützung bei der Erstellung, Änderung, Analyse oder Optimierung von Entwürfen. CADD-Software wird eingesetzt, um die Produktivität des Entwurfs zu erhöhen, die Qualität des Entwurfs zu verbessern, die Kommunikation durch Dokumentation zu verbessern und eine Datenbank für die Fertigung zu erstellen.

Bestandteile von CAD CAM:

- Hardware
- Software

Hardware-Komponenten

Digitaler Computer: Der zentrale und wesentliche Bestandteil von CAD-CAM ist ein digitaler Computer. Seine inhärente Geschwindigkeit und Speicherkapazität haben die Fortschritte in der Bildverarbeitung, die Prozesssteuerung in Echtzeit und eine Vielzahl wichtiger Funktionen ermöglicht, die für eine manuelle Ausführung einfach zu komplex und zeitaufwendig sind. Ein typischer CAD-CAM-Rechner sollte einen Mikroprozessor mit mindestens 32 Bit, einer Taktrate von über 1 Giga-Hertz, einer Adresse von mindestens 24 Bit und der Unterstützung aller Koprozessoren haben.

Tastatur, Maus, Lichtgriffel, Joystick, Digitizer sind die weiteren Komponenten. Das Anzeigegerät ist das wichtigste Element des CAD/CAM-Systems, da darauf der größte Teil der Konstruktionsarbeiten und Grafiken grafisch dargestellt wird.

Es werden folgende Anzeigemedien verwendet:

- o Kathodenstrahlröhren-Display (CRT)
- o Plasmabildschirm
- o Flüssigkristallanzeige (LCD)

Die Digitalisierung wird seit vielen Jahren in der Flugzeug- und Automobilbranche eingesetzt. Die CAD/CAM-Technologie nutzt sie zur Erstellung genauer mathematischer

Modelle.

Es gibt zwei verschiedene Arten von Digitalisierungsanwendungen:

1. Tracer-Scanning
2. Berührungssonde.

Tracer-Scanning:

Es verwendet einen parallelen 3D-Tastkopf, der in Größe und Form dem voraussichtlichen Fräser entspricht, mit dem das Werkstück gefräst wird. Die Elektronik des Messtasters erfasst die Tasterauslenkung, während der Taster kontinuierlich die Oberfläche des Werkstücks abtastet und Daten sammelt. Hier wird das analoge Signal des Messtasters in der Maschinensteuerung in digitale Informationen umgewandelt.

Touch-Probe-Digitalisierung:

Die Messtaster-Digitalisierung mit einem Messtaster von Renishaw wird in der Automobilindustrie, insbesondere im Designstudio, in großem Umfang eingesetzt. Einzelne Komponenten von einfachen bis hin zu komplexen Formen - von Türgriffen bis hin zu ganzen Fahrzeugen - werden in Ton oder Stylingschaum erstellt und für die technische Verfeinerung und Dokumentation gescannt.

Software-Komponenten:

Software, die Daten verarbeitet und je nach Anwendung ein Produkt entwirft und einen Datensatz für das herzustellende Produkt erzeugt.

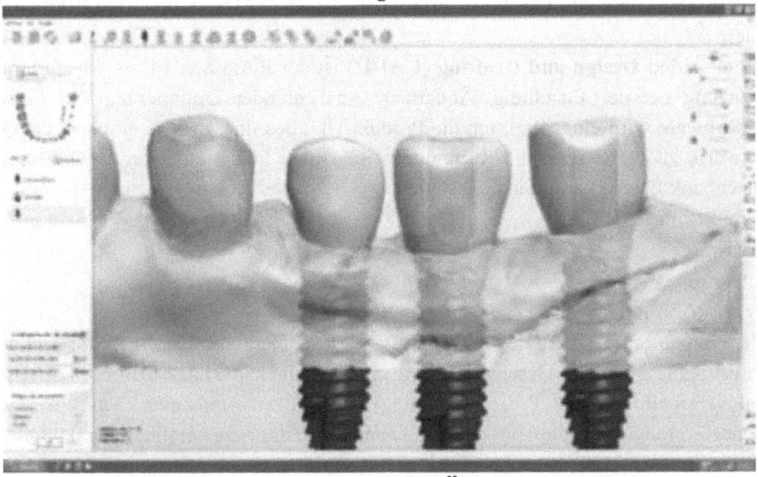

Abbildung 1: COMPUTERGESTÜTZTER ENTWURF

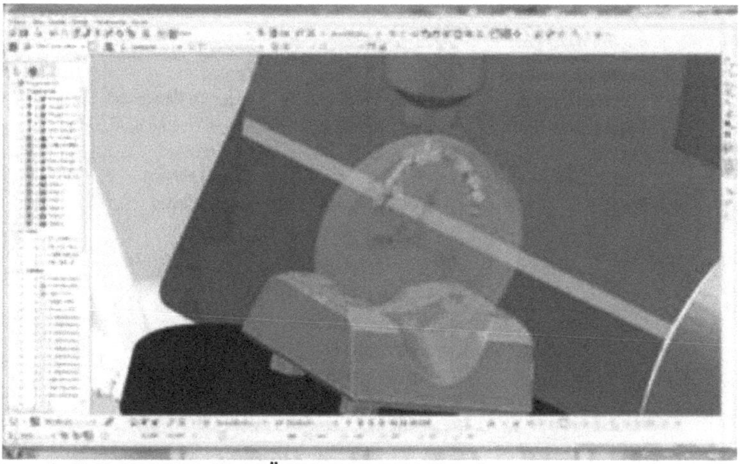

Abbildung 2: COMPUTERGESTÜTZTE FERTIGUNG

EINSATZ VON CAD/CAM:

CAD ist eine der gesamten Aktivitäten der digitalen Produktentwicklung (DPD) innerhalb der Product Lifecycle Management (PLM)-Prozesse und wird als solche zusammen mit anderen Tools verwendet, die entweder integrierte Module oder eigenständige Produkte sind, wie z.B.:

- Computergestützte Konstruktion (CAE) und Finite-Elemente-Analyse (FEA)
- Computergestützte Fertigung (CAM) einschließlich Anweisungen für CNC-Maschinen (Computer Numerical Control).
- Fotorealistisches Rendering
- Dokumentenmanagement und Revisionskontrolle mit Produktdatenmanagement (PDM)
- CAD/CAM (Computer Aided Design and Computer Aided Manufacturing) in der Zahnmedizin ist ein Bereich der Zahnmedizin, in dem CAD/CAM-Technologien zur Herstellung verschiedener Arten von Zahnersatz eingesetzt werden, darunter Kronen, Veneers, Inlays und Onlays, festsitzende Brücken, Zahnimplantate und kieferorthopädische Vorrichtungen.

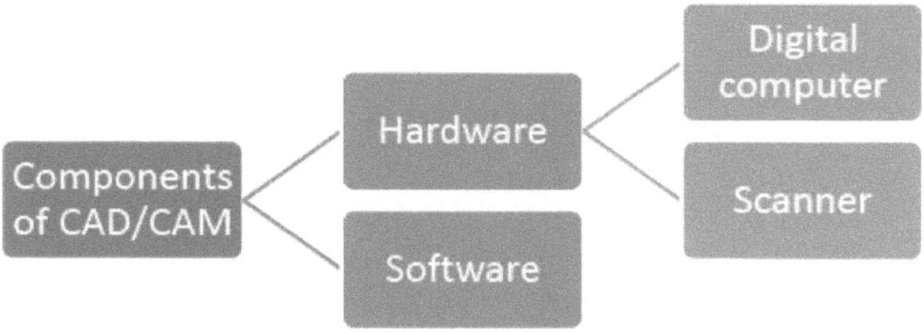

•

DEN PRODUKTZYKLUS:

Die Marktkräfte bestimmen den Bedarf an einem Produkt. Das Unternehmen schätzt mit seinem Fachwissen die wahrscheinliche Nachfrage und die voraussichtliche Rentabilität ein und entscheidet über die beste Art und Weise, das gewünschte Produkt zu entwerfen und herzustellen.

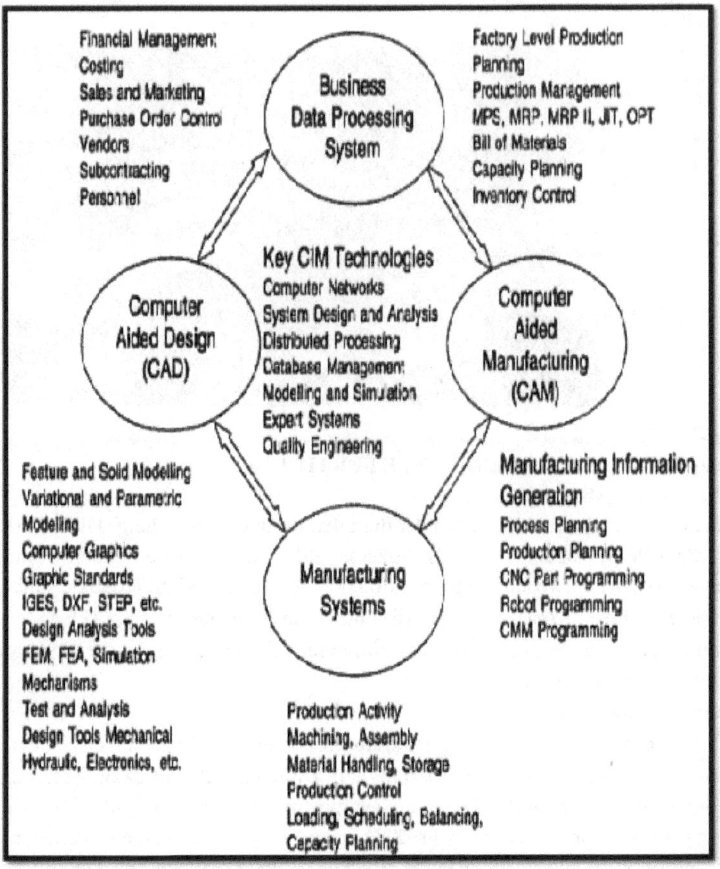
Financial Management
Costing
Sales and Marketing
Purchase Order Control
Vendors
Subcontracting
Personnel
Business
Data Processing
System
Factory Level Production
Planning
Production Management
MPS, MRP, MRP II, JIT, OPT
Bill of Materials
Capacity Planning
Inventory Control
Key CIM Technologies
Computer Networks
System Design and Analysis
Distributed Processing
Database Management
Modelling and Simulation
Expert Systems
Quality Engineering
Computer
Aided Design
(CAD)
Computer
Aided
Manufacturing
(CAM)
Feature and Solid Modelling
Variational and Parametric
Modeling
Computer Graphics
Graphic Standards
IGES, DXF, STEP, etc.
Design Analysis Tools
FEM, FEA, Simulation
Mechanisms
Test and Analysis
Design Tools Mechanical
Hydraulic, Electronics, etc.
Manufacturing Information
Generation
Process Planning
Production Planning
CNC Part Programming
Robot Progamming
CMM Programming
Manufacturing
Systems
Production Activity
Machining, Assembly
Material Handling, Storage
Production Control
Loading, Scheduling, Balancing,
Capacity Planning

CAD/CAM in der Zahnmedizin

In der Zahntechnik werden die Produktionsschritte zunehmend automatisiert. Fortschritte in der Computertechnologie ermöglichen jetzt eine kosteneffiziente Herstellung von Einzelstücken.(2)CAD/CAM (Computer Aided Design and Computer Aided Manufacturing) in der Zahnmedizin ist ein Bereich der Zahnmedizin, in dem CAD/CAM-Technologien zur Herstellung verschiedener Arten von Zahnersatz eingesetzt werden, darunter Kronen, Veneers, Inlays und Onlays, festsitzende Brücken, Zahnimplantatversorgungen und kieferorthopädische Vorrichtungen.[6]

CAD/CAM-Komponenten:

Scanner

Der Begriff Scanner bezeichnet in der Zahnmedizin Datenerfassungsgeräte, die dreidimensionale Kiefer- und Zahnstrukturen messen und in digitale Datensätze umwandeln. Es gibt zwei verschiedene Arten von Scannern:

- Optische Scanner
- Mechanische Abtaster

a) Optische Scanner

Grundlage dieses Scannertyps ist die Erfassung dreidimensionaler Strukturen in einem so genannten "Triangulationsverfahren" (Abb. 1). Dabei stehen die Lichtquelle (z.B. Laser) und die Empfangseinheit in einem bestimmten Winkel zueinander. Über diesen Winkel kann der Computer aus dem Bild auf der Empfangseinheit einen dreidimensionalen Datensatz errechnen (Mehl et al 1997). Als Beleuchtungsquelle können entweder Weißlichtprojektionen oder ein Laserstrahl dienen. Als Beispiele für optische Scanner auf dem Dentalmarkt können folgende genannt werden:

- Lava Scan ST (3M ESPE, Weißlichtprojektionen)
- Everest Scan (KaVo, Weißlichtprojektionen)
- es1 (etkon, Laserstrahl).

Der kürzlich vorgestellte Nobel Procera-Scanner nutzt die Technologie der konoskopischen Holografie. Der Hersteller beschreibt diese Technologie als der Triangulation überlegen, da projizierte und reflektierte Strahlen denselben linearen Weg zurücklegen. Dies ermöglicht das Scannen von steilen Hängen von bis zu 85°.

b) Mechanischer Scanner: Bei dieser Scanner-Variante wird das Meistermodell mittels einer Rubinkugel mechanisch linienförmig gelesen und die dreidimensionale Struktur vermessen. Die traditionellen Procera-Scanner Piccolo und Forte (Nobel Biocare) sind das einzige Beispiel für mechanische Scanner in der Zahnmedizin.

Dieser Scannertyp zeichnet sich durch eine hohe Abtastgenauigkeit aus, wobei der Durchmesser der Rubinkugel auf das kleinste Mahlwerk im Frässystem eingestellt wird, so dass alle vom System erfassten Daten auch gefräst werden können (May et al 1998, Webber et al 2003). Die Nachteile dieser Datenmesstechnik sind in der übermäßig komplizierten Mechanik zu sehen, die die Apparatur sehr teuer und die Bearbeitungszeiten im Vergleich zu optischen Systemen sehr lang machen.

Entwurfssoftware

Für die Konstruktion verschiedener Arten von Zahnersatz wird von den Herstellern spezielle Software angeboten. Mit einer solchen Software können zum einen Kronen- und festsitzende Zahnersatz-Unterkonstruktionen konstruiert werden, zum anderen bieten einige Systeme auch die Möglichkeit, vollanatomische Kronen, Teilkronen, Inlays, inlaygetragene FDPs sowie adhäsive FDPs, Teleskop-Primärkronen und Implantat-Abutments zu konstruieren

[Abbildung 3] (Reiss 2007). Die derzeit auf dem Markt befindlichen CAD/CAM-Systeme werden im Bereich der Software ständig weiterentwickelt. Die neuesten Konstruktionsmöglichkeiten stehen dem Anwender durch Updates ständig zur Verfügung. Die Konstruktionsdaten können in verschiedenen Datenformaten gespeichert werden. Die Basis sind daher häufig Standard Transformation Language (STL)-Daten (Mehl et al 1997). Viele Hersteller verwenden jedoch ihre eigenen, herstellerspezifischen Datenformate, so dass die Daten der Konstruktionsprogramme nicht miteinander kompatibel sind.

Verarbeitungsgeräte

Die mit der CAD-Software erstellten Konstruktionsdaten werden in Frässtreifen umgewandelt und in das Fräsgerät geladen. Bearbeitungsgeräte werden anhand der Anzahl der Fräsachsen unterschieden:

- 3-Achsen Geräte
- 4-Achsen Geräte
- 5-Achsen Geräte

A) 3-Achsen-Fräsgeräte

Diese Art von Fräsvorrichtung hat Bewegungsgrade in den drei Raumrichtungen. Somit sind die Fräsbahnpunkte eindeutig durch die X-, Y- und Z-Werte definiert. Ein Fräsen von Teilabschnitten, Achsendivergenzen und -konvergenzen ist jedoch nicht möglich. Dies erfordert eine virtuelle Sperrung in solchen Bereichen. Alle im Dentalbereich eingesetzten 3-Achs-Geräte können das Bauteil im Zuge der Innen- und Außenbearbeitung auch um 180° drehen. Die Vorteile dieser Fräsgeräte sind kurze Fräszeiten und eine vereinfachte Steuerung durch die drei Achsen. Dadurch sind solche Fräsgeräte in der Regel preiswerter als solche mit einer höheren Anzahl von Achsen. Beispiele für 3-Achs-Geräte sind inLab (Sirona), Lava (3M ESPE), Cercon brain (DeguDent).

b) 4-Achsen-Fräsgeräte

Zusätzlich zu den drei räumlichen Achsen kann auch die Zugbrücke, die das Material hält, gleichzeitig gedreht werden. Dadurch ist es möglich, FDP-Konstruktionen mit einem großen vertikalen Höhenversatz in die üblichen Formenmaße anzupassen und somit Material und Fräszeit zu sparen. Beispiel: Zeno 4820 M1 (Wieland-Dental).

C) 5-Achsen-Fräsgeräte

Bei einem 5-Achs-Fräsgerät besteht neben den drei Raumdimensionen und der drehbaren Spannbrücke (4. Achse) auch die Möglichkeit, die Frässpindel (5·Achse) zu drehen, was das Fräsen komplexer Geometrien mit Unterschnitten ermöglicht, wie z.B. Unterkiefer-FDPs auf konvergierenden Pfeilerzähnen (Endmolar nach medial gekippt) oder auch Kronen- und FDP-Unterstrukturen, die durch anatomisch reduzierte Ausbildung konvergierende Bereiche im Außenbereich des Gerüstes aufweisen. Beispiele im Bereich der Laborseite sind: Everest Engine (KaVo), Cercon Expert (DeguDent), LAVA CNC 500 (3M ESPE), ZenoTec T1 (Wieland-Dental). Beispiele im Produktionszentrum: HSC-Fräsgerät (Straumann CAD/CAM). Die Qualität der Restauration steigt nicht unbedingt mit der Anzahl der Bearbeitungsachsen. Vielmehr ergibt sich die Qualität aus dem Ergebnis des Digitalisierungs-, Datenverarbeitungs- und Produktionsprozesses. Die ZenoTec T1 bietet die Möglichkeit, Mastermodelle zu fräsen, was das System kompatibel zu intraoralen Scannern macht.

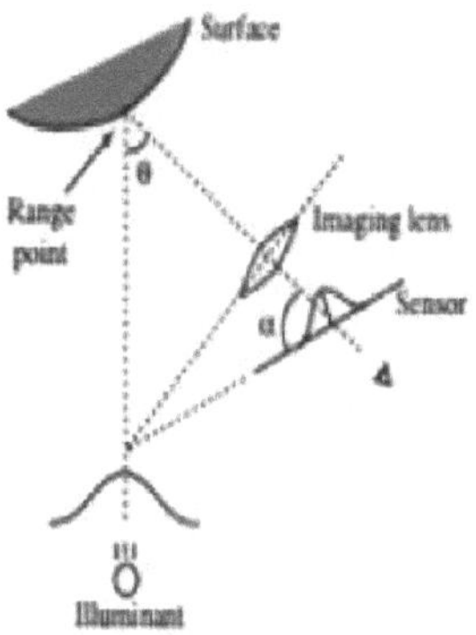

Abbildung 3: Optische Triangulationsgeometrie. Der Winkel θ ist der Triangulationswinkel und die Neigung der Sensorebene, die erforderlich ist, um die Laserebene im Fokus zu halten.

VORTEILE DER VERWENDUNG VON CAD/CAM

Die Vorteile des Einsatzes der CAD/CAM-Technologie für die Herstellung von Kronen und FPDs lassen sich wie folgt zusammenfassen lassen sich wie folgt zusammenfassen:

- Anwendung neuer Materialien
- Reduzierte Arbeit
- Kosteneffizienz
- Qualitätskontrolle

Anwendung neuer Materialien:

Materialien und ihre Verarbeitungstechnologie sind seit jeher eng mit der Herstellung von Zahnersatz und prothetischen Geräten verbunden. Wenn neue Werkstoffe als Material für zahnmedizinische Geräte eingeführt werden, wird zunächst die Anwendung konventioneller Technologien getestet. Manchmal gelingt es uns, die Schwierigkeiten bei der Verarbeitung neuer Materialien zu überwinden und neue Werkstoffe routinemäßig einzuführen. Hochfeste Keramiken, von denen erwartet wurde, dass sie die neuen Materialien für FPD-Gerüste sein würden, waren jedoch mit konventionellen Dentallabortechnologien nur schwer zu verarbeiten. Dies stellte eine Herausforderung für die Anwendung der CAD/CAM-Technologie in einem Verarbeitungszentrum mit großen Einrichtungen dar. Insgesamt erwies sich die CAD/CAM-Technologie als nützlich und effektiv bei der Kompensation von Dimensionsänderungen, die bei der Verarbeitung von kalkhaltigen Materialien und der Nachbehandlung auftreten, um die Passung von Kronen und FPDs auf den Pfeilerzähnen zu erreichen.

Geringerer Arbeitsaufwand:

Konventionelle Dentallabortechniken sind traditionell arbeitsintensiv. Andererseits sollte die Anwendung der CAD/CAM-Technologie, auch innerhalb des gesamten Verarbeitungssystems, den Arbeitsaufwand reduzieren. Bei der Herstellung einer keramischen Backenzahnkrone mit leuzitverstärktem Porzellan mit DECSY. So wurden beispielsweise 4 Minuten für die Messung, 1 Minute für die Konstruktion, 2 Minuten für die Konvertierung der Bearbeitungsdaten und 90 Minuten für die anschließende Bearbeitung mit Keramik benötigt. Diese Gesamtbearbeitungszeit war viel kürzer als die des konventionellen

Pulveraufbaus und Einbrennens von Porzellan. Außerdem war der Bediener nur 5-6 Minuten an der Maschine, und der größte Teil des Prozesses wurde von der CAD/CAM-Maschine automatisch durchgeführt. Daher wurde der Arbeitsaufwand erheblich reduziert.

CAD/CAM

CAD/CAM-Maschine. Darüber hinaus ermöglichen Systeme zur Auslagerung einiger spezialisierter Verfahren an Bearbeitungszentren, die Netzwerkverbindungen nutzen, eine weitere Verringerung der Arbeitszeiten.

Kosteneffizienz:

Die konventionelle zahntechnische Verarbeitung von Keramik mit Pulveraufbau und Einbrennen erforderte ein gewisses Maß an Können, sowohl was die Reproduktion der natürlichen Ästhetik als auch die Formgebung anbelangt, da beim Einbrennen bei hohen Temperaturen eine starke Sinterschrumpfung auftritt. Da die Produktivität unzureichend war, waren die Kosten für konventionelle Porzellanrestaurationen für die Patienten ebenfalls zwangsläufig hoch. Werden dagegen Porzellankronen aus einem vorgefertigten Porzellanblock gefräst, z. B. mit einer CAD/CAM-Maschine, sind die Kosten für einen Block aufgrund der Massenproduktion kostengünstig. Darüber hinaus können gefräste Kronen auch bei besonderen ästhetischen Ansprüchen mit einer konventionellen und einfachen Methode durch Einfärben fertig gestellt werden. Dies senkt nicht nur die Arbeitskosten, sondern bringt auch finanzielle Vorteile für die Inhaber von Dentallaboren, da sie in kleine Messmaschinen und nicht in große teure Anlagen investieren und sich so auf die konventionelle Keramikbearbeitung konzentrieren können.

Qualitätskontrolle:

Der Einsatz der CAD/CAM-Technologie ermöglicht nicht nur die Formgebung von Restaurationen durch Fräsen, sondern auch die Qualitätskontrolle von zahnmedizinischen Geräten durch den Entwurf optimaler Formen auf der Grundlage der Materialeigenschaften mittels CAD; auf diese Weise werden Beeinträchtigungen wie Restspannungen aufgrund von Verarbeitungseffekten vermieden und letztlich eine reproduzierbare Verarbeitung ermöglicht. Beim Fräsen eines vorgefertigten Keramikblocks sind die gefrästen Produkte mit Qualitätsmängeln behaftet, während herkömmliche pulverförmige und gebrannte Porzellanprodukte in der Regel interne Porosität aufweisen. Brüche von keramischen FPDs treten aufgrund der konzentrierten Belastung eher in den Verbindungsbereichen auf. Daher muss das Design des Verbinders, insbesondere die Abmessungen, unabhängig von der Art des für das Gerüst verwendeten Keramikmaterials erfolgen. CAD garantiert eine bessere Haltbarkeit und verringert das Risiko von Brüchen. Die Verarbeitungsdaten können gespeichert und während der Funktionsdauer des Geräts weiterverfolgt werden. Auch wenn Nachweise erforderlich sind, um die Prognose von Restaurationen während des Funktionszeitraums vorherzusagen, waren diese hier beschriebenen Merkmale bei den herkömmlichen, allgemein verwendeten Fertigungssystemen nicht verfügbar. Daher wird die Qualitätskontrolle zahnmedizinischer Restaurations- und Prothetikprodukte mit Hilfe der CAD/CAM-Technologie ein Faktor mit zunehmender Bedeutung für die Zukunft einer alternden Gesellschaft sein, da solche Restaurations- und Prothetikprodukte über längere Zeiträume als Teil des Körpers funktionieren müssen. [6]

NACHTEILE:

1. **Kosten**: Die anfänglichen Kosten für die Ausrüstung und die Software sind hoch, und der Zahnarzt muss Zeit und Geld für die Ausbildung aufwenden.[1] Zahnärzte, die nicht über ein

ausreichendes Volumen an Restaurationen verfügen, werden es schwer haben, ihre Investition zu amortisieren.[01] Die hohen Investitionen für CAD/CAM-Maschinen könnten das Budget kleinerer Labors überfordern.[2]

2. **Richtiges Management der oralen Umgebung:**

Genau wie bei konventionellen Abdrücken müssen Zahnärzte bei der Aufnahme eines optischen Scans eine genaue Aufzeichnung des restaurationsbedürftigen Zahns erhalten. Der Scan muss die Abschlusslinie hervorheben und die umgebenden und okklusalen Zähne präzise abbilden. Das digitale Scannen erfordert die gleiche Art von Weichgewebemanagement, Retraktion, Feuchtigkeitskontrolle und Homöostase, die auch bei konventionellen Abdrücken so wichtig ist.

3. **Zeit**:

Digitale Abdrucksysteme sparen möglicherweise nicht so viel Zeit, wie sie derzeit verwendet werden, da mehrere Schritte erforderlich sind . So müssen Zahnärzte, die bestimmte Scanner verwenden, die Bilder zunächst für einen Bereinigungsprozess einsenden, an den sich die Einstellung der Ränder durch einen Zahntechniker anschließt. Die Bilder gehen dann an den Zahntechniker des Zahnarztes. Danach gehen die Bilder zur Überprüfung an das Dentallabor des Zahnarztes und dann zurück zum Modellfräsen. Schließlich werden die Modelle und Stümpfe zur Herstellung der Restauration an das Dentallabor des Zahnarztes geschickt. [1]

Die Vorteile von CAD/CAM überwiegen jedoch die genannten Nachteile, so dass es sich zu einer erfolgreichen Behandlungsoption entwickelt.

VORTEILE VON CAD/CAM

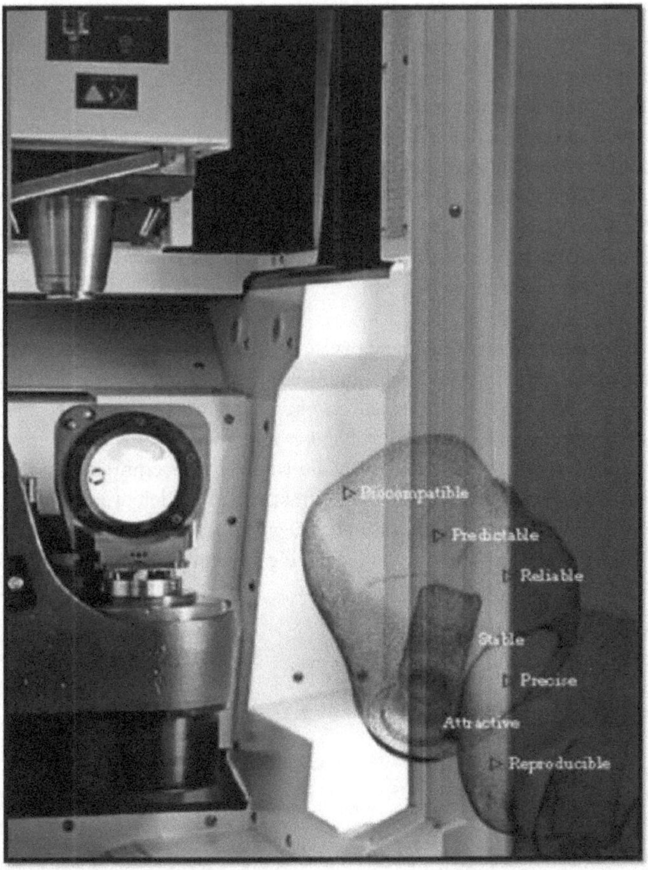
Biocompatible
Predictable
Reliable
Stable
Precise
Attractive
Reproducable

DREIKLANG DER FABRIKATION:
Die Herstellung einer Restauration, ob mit der traditionellen Wachsausschmelztechnik oder einer hochentwickelten Technologie wie einem CAD/CAM-System, besteht aus drei funktionellen Komponenten:

A. Datenerfassung
B. Gestaltung der Restaurierung
C. Herstellung von Restaurierungsarbeiten

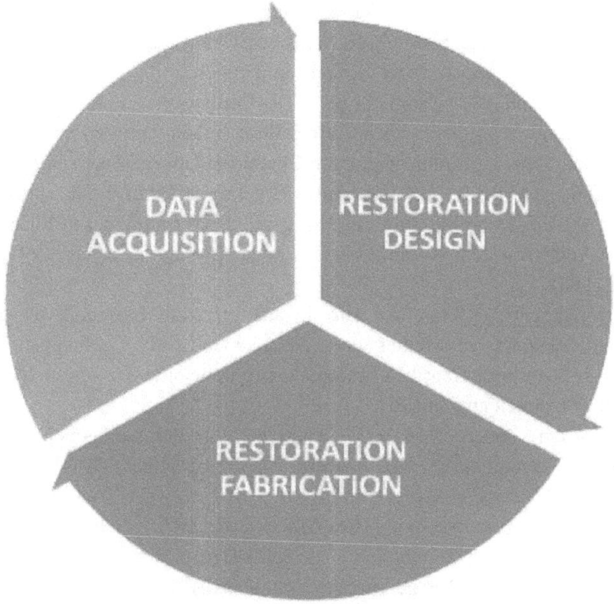

IN DER ZAHNMEDIZIN VERWENDETE MATERIALIEN
Die Liste der verschiedenen Materialien, die mit CAD/CAM-Geräten bearbeitet werden können, hängt von dem jeweiligen Fertigungssystem ab. Einige Fräsgeräte sind speziell für die Herstellung von ZrO2-Gerüsten ausgelegt, andere wiederum decken die gesamte Materialpalette von Kunststoffen über Glaskeramik bis hin zu Hochleistungskeramik ab.
Die folgenden Materialien können in der Regel auf zahnmedizinischen CAD/CAM-Geräten verarbeitet werden:

a. Metalle: Gegenwärtig werden Titan, Titanlegierungen und Chrom-Kobalt-Legierungen mit Dentalfräsgeräten bearbeitet. Das Fräsen von Edelmetalllegierungen hat sich aufgrund des hohen Metallabriebs und der hohen Materialkosten als wirtschaftlich uninteressant erwiesen. Beispiele: coron (Straumann CAD/CAM: Nicht-Edelmetall-Legierung), Everest Bio T-Blank (KaVo, Reintitan)

b. Kunstharzmaterialien: Zum einen können Kunststoffmaterialien zum Fräsen von Wachsausschmelzgerüsten für die Gusstechnik verwendet werden, zum anderen ist es möglich, Kunststoffmaterialien direkt als Kronen- und FDP-Gerüste für Langzeitprovisorien oder für vollanatomische Langzeitprovisorien zu verwenden. Von einem Hersteller (artegral imCrown, Merz Dental) werden präfabrizierte, halbindividuelle Kunststoffrohlinge (Halbfertigteile) mit einer Dentin-Schmelz-Schichtung angeboten. Die Außenkontur entspricht einer anatomisch vollständigen Frontzahnkrone, während die Innenseite der Krone aus dem Innenvolumen des Rohlings gefräst wird.

c. Keramik auf Quarzbasis: Schleifbare Keramikblöcke auf Quarzbasis werden von verschiedenen CAD/CAM-Systemen für die Herstellung von Inlays, Onlays, Veneers, Teilkronen und Vollkonturkronen (vollkonturiert, teilreduziert) angeboten. Neben monochromen Blöcken bieten verschiedene Hersteller inzwischen auch Rohlinge mit mehrfarbigen Schichten [Vitablocs TriLuxe (Vita),IPS Empress CAD Multi (Ivoclar-Vivadent)] für die Herstellung von Vollkonturkronen an. Aufgrund ihrer höheren Stabilitätswerte haben Lithiumdisilikat-Keramikblöcke in dieser Gruppe eine besondere Bedeutung; sie können aufgrund ihrer hohen mechanischen Stabilität von 360 MPa für Vollkonturkronen im Front- und Seitenzahnbereich, für Käppchen im Front- und Seitenzahnbereich und für dreigliedrige FDP-Gerüste im Frontzahnbereich verwendet werden. Glaskeramiken eignen sich aufgrund ihrer hohen Transluzenz, die der natürlichen Zahnhartsubstanz ähnelt, besonders gut für Chairside-Anwendungen und liefern auch ohne Verblendkeramik ästhetisch befriedigende Ergebnisse. Aufgrund ihres relativ hohen Glasanteils sind diese Keramiken im Gegensatz zu Oxidkeramiken mit Flusssäure ätzbar und müssen mit Adhäsivsystemen eingesetzt werden (Sorensen et al 1991, Sorensen und Munksgaard 1995).

d. Infiltrationskeramik: Mahlbare Blöcke aus Infiltrationskeramik werden in porösem, kreidehaltigem Zustand verarbeitet und anschließend mit Lanthanglas infiltriert. Alle Rohlinge für Infiltrationskeramiken stammen aus dem Vita In-Ceram System (Vita) und werden in drei Varianten angeboten:

e. Vita In-Ceram Tonerde (Al2O3): Geeignet für Kronenkäppchen im Front- und Seitenzahnbereich, dreigliedrige FDP-Gerüste im Frontzahnbereich (Vult von Steyern et al 2001).

f. Vita In-Ceram Zirkoniumdioxid (70% Al2O3, 30% ZrO2): Geeignet für Kronenkäppchen im Front- und Seitenzahnbereich, dreigliedrige FDP-Gerüste im Front- und Seitenzahnbereich. Dank seiner hervorragenden Maskierungsfähigkeit ist diese Keramik für verfärbte Pfeilerzähne geeignet.

g. VITA In-Ceram Spinell (MgAl2O4): hat die höchste Transluzenz aller Oxidkeramiken und wird daher für die Herstellung hochästhetischer Frontzahnkronen-Käppchen empfohlen, insbesondere bei vitalen Pfeilerzähnen und bei jungen Patienten. Da infiltrierte Keramiken jedoch eine begrenzte mechanische Stabilität in Kombination mit einer geringen Transluzenz aufweisen, wurden sie meist durch Lithiumdisilikat- und Oxidkeramiken ersetzt.

h. Oxid-Hochleistungskeramiken: Gegenwärtig werden Aluminiumoxid und Zirkoniumoxid als Blöcke für die CAD/CAM-Technologie angeboten.

Aluminiumoxid (Al2O3)

Dieses Material wird in einer vorgesinterten Phase gefräst und anschließend bei einer Temperatur von 1520 °C in einem speziellen Sinterofen gesintert. Aluminiumoxid kann für Kronenkäppchen im Front- und Seitenzahnbereich, Primärkronen und dreigliedrige Frontzahn-FDP-Gerüste verwendet werden. Die Gerüste können mit Vita In-Ceram AL Coloring Liquid individuell in verschiedenen Farben eingefärbt werden. Beispiele für beschleifbare Aluminiumoxid-Blöcke: In-Ceram AL Block (Vita), inCorisAl (Sirona) in einer elfenbeinartigen Farbe [2]

Zirconis: Ein neues keramisches Material für die Zahnmedizin

Der Name "Zirconium" kommt vom arabischen Wort "Zargon", was so viel bedeutet wie

"Goldene Farbe". Im Laufe der Zeit wurden Kombinationen aus Zirkoniumdioxid und Yittria-Keramik entwickelt, die gemeinhin als tetragonale Zirkoniumdioxid-Polykristalle (TZP) bezeichnet werden (Abbildung 4).

Entwurf und Herstellung von Restaurationen auf der Grundlage von Yttriumtetragonalen Zirkoniumdioxid-Polykristallen (Y-TZP)

Ein Techniker, der entweder die traditionelle Wax-up-Technik anwendet, kann die
Gerüst auf Y-TZP-Basis für Kronen oder FPDs oder durch fortschrittliche computerunterstützte
Design (CAD) mit Hilfe von Computern und spezieller Software, die von den Herstellern bereitgestellt wird.

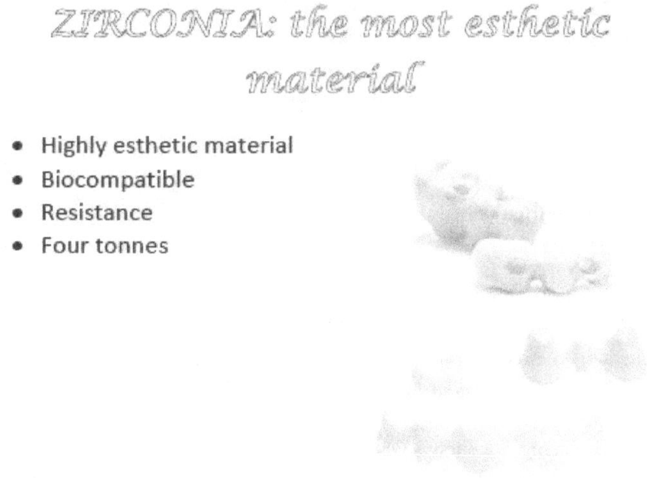

- Hochästhetisches Material
- Biokompatibel
- Widerstand
- Vier Tonnen

Abbildung 4

Titan: das leichteste Material

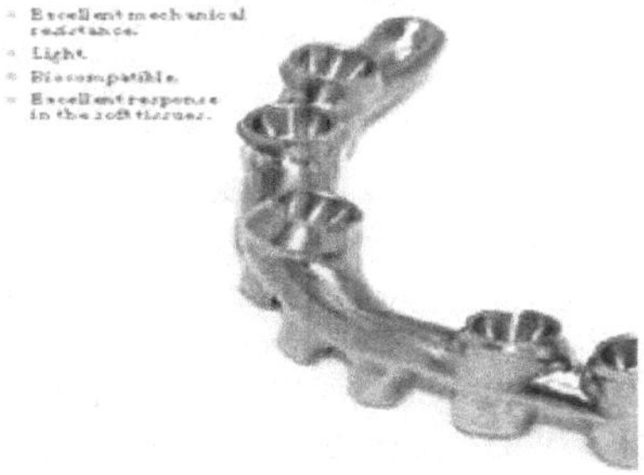

Abbildung 5

Tabelle 1: Eigenschaften von Zirkoniumdioxid

Eigentum	TZP Werkstoff
Farbe	Weiß
Chemische Zusammensetzungen	Zirkoniumoxid und Yttriumoxid 3 mol*: Hafniumoxid < 2% Aluminiumoxid T Siliciumoxid <1% Insgesamt 100%
Dichter Edelstein [3]	>0
Porosität %	<01
Biegefestigkeit MPa	900-1200
Druckfestigkeit MPa	2000
Bruchzähigkeit	7-10
Wärmeausdehnungskoeffizient K [1]	11 X 10^И
Wärmeleitfähigkeit WmK [1]	2
Härte HV 01	1200

Kriterien für die Patientenauswahl sind der interokklusale Raum, parafunktionelle Gewohnheiten und die Mobilität des Zahns (19).

Florian Beuer et al. untersuchten in einer Studie die Bruchfestigkeit von Kronenkappen auf Zirkoniumdioxidbasis, die mit einer CAD/CAM-generierten hochfesten Keramikkappe durch Sintern verblendet wurden, im Vergleich zu anatomisch identischen Kronen auf Zirkoniumdioxidbasis, die entweder überpresst oder mit der Schichttechnik zur Fertigstellung verblendet wurden.

Methoden. An einem zweiten Oberkiefermolaren wurde *eine* 1,2 mm, 360^ Hohlkehlpräparation durchgeführt und 15 Mal in einer Kobalt-Chrom-Legierung dupliziert. Es wurde eine Stichprobe von 45 Zirkoniumdioxidkappen hergestellt und in drei Gruppen aufgeteilt. In der ersten Gruppe (VT) wurden die Zirkonoxidkappen konventionell in Schichttechnik verblendet, in der zweiten Gruppe wurde die Verblendkeramik über die Zirkonoxidkappe gepresst (PT), und für die dritte Gruppe (ST) wurde eine CAD/CAM-gefertigte hochfeste anatomisch geformte Verblendkappe auf die Zirkonoxidkappe aufgesintert. Alle Kronen wurden konventionell auf ihren Stümpfen zementiert und in der Universalprüfmaschine bis zum klinischen Versagen getestet. Die Bruchlastdaten wurden mit einer einseitigen Varianzanalyse und einem Posthoc-Test für Mehrfachvergleiche verglichen *($_c$ < 0,05).Ergebnisse.* Die Proben der Gruppe VT zeigten eine mittlere Bruchlast von 3700,39 (1238,72) N, die der Gruppe OT von 3523,73 (1181,11) N und die der Gruppe ST von 6262,67 (2257,42) N. Der Unterschied zwischen den Gruppen VT/OT und ST war statistisch signifikant ($P < 0,001$). [16]

Yttrium-stabilisiertes Zirkoniumoxid (ZrO2, Y-TZP)

Zirkoniumoxid ist ein Hochleistungswerkstoff mit hervorragenden mechanischen Eigenschaften. Seine im Vergleich zu anderen Dentalkeramiken hohe Biegefestigkeit und Bruchzähigkeit bieten die Möglichkeit, es für Kronen- und FDP-Unterkonstruktionen sowie bei entsprechenden Indikationen für individuelle Implantatabutments zu verwenden. Die Zugabe von drei Molekülen Y2O3 führt bei Raumtemperatur zu einer stabilisierenden tetragonalen Phase, die durch einen Übergang in eine monokline Phase das Fortschreiten von

Rissen in der Keramik verhindern kann (Transformationszähigkeit) (Curtis et al 2006, Kosmac et al 1999, Swain und Hannick 1989). Beispiele für Zirkoniumoxidblöcke sind Lava Frame (3M ESPE), Cercon Smart Ceramics (DeguDent), Everest ZS und ZH (KaVo), inCoris Zr (Sirona), In-Ceram YZ (Vita), zerion (Straumann CAD/CAM) und Zeno Zr (Wieland-Imes). (2)

Titan: das leichteste Material

Nach mehr als 20 Jahren Erfahrung im Implantatsystem ist Titan sehr gut mit biologischen Prozessen kompatibel. (Abbildung 5) Aus diesem Grund hat sich Titan als Standard für die Herstellung von Implantaten und Zahnersatz durchgesetzt. Prothesen in CAD-CAM werden aus der Legierung Ti6Al4V (Titan Grad 5) hergestellt. Es handelt sich dabei um eine Legierung, die zu 90 % aus Titan, zu 6 % aus Aluminium und zu 4 % aus Vanadium besteht, was zu einem Material führt, das eine ausgezeichnete mechanische Beständigkeit aufweist. Darüber hinaus verfügt diese Legierung über die üblichen Eigenschaften von Titan: Das Material ist leicht, biokompatibel und stabil in biologischen Medien und erzeugt eine ausgezeichnete Reaktion im Weichgewebe. Alle aus Titan hergestellten Prothesen werden ausgehend von einem homogenen Titanblock in einem vollständig überwachten Prozess gefräst. Alle Arten von Strukturen aus Titan: von Einzel- und Mehrfachstrukturen, zementiert oder verschraubt, bis hin zu Hybridstrukturen und Stegen.

CAD/CAM ermöglicht die Verwendung von Materialien, die mit herkömmlichen zahntechnischen Verfahren nicht verwendet werden können. Eine streng kontrollierte industrielle Keramikverarbeitung kann zu einer besseren mikrostrukturellen Einheitlichkeit, höherer Dichte, geringerer Porosität und geringeren Restspannungen führen. Solche Verbesserungen haben das Potenzial, die klinische Vorhersagbarkeit zu verbessern.

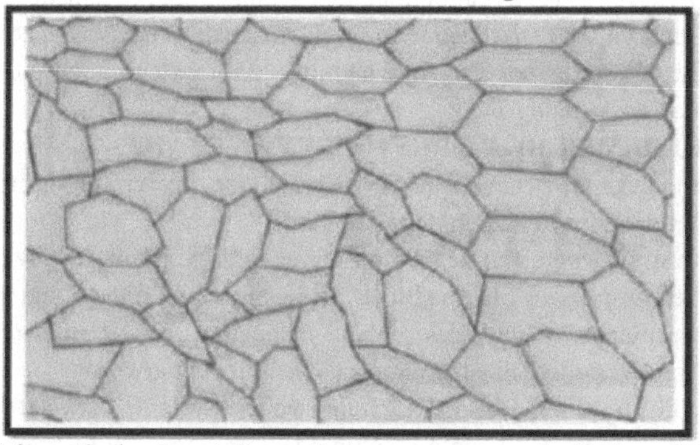

Abbildung 6: Schematische Darstellung fester gesinterter einphasiger Werkstoffe. Diese Werkstoffe sind polykristalline Festkörper mit vollständiger Verschmelzung der Kristalle an allen Korngrenzen ohne dazwischenliegende Glasphase

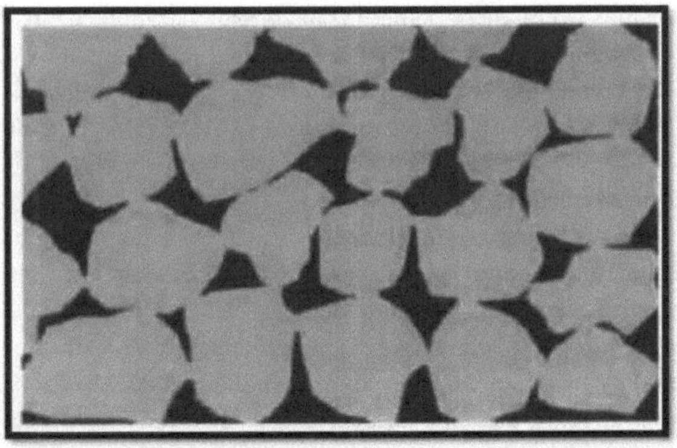

Abbildung 7: Schematische Darstellung von Materialien mit interpenetrierenden Phasen. Es gibt eine partielle Verbindung oder Einschnürung von Teilchen in der kristallinen Phase. Die Zwischenräume zwischen den Partikeln sind mit Glas gefüllt.

Kürzlich wurden zwei Strategien entwickelt, bei denen unterschiedliche CAD/CAM-Verfahren zur Herstellung hochfester Vollkeramikgerüste eingesetzt werden.

Gesinterte Vollkeramik: Werkstoffe, bei denen die glasartige Phase durch direktes Zusammensintern der Kristalle ohne dazwischen liegende Matrix vollständig beseitigt wird. (Abbildung 6)

Interpenetrierende Phasennetzverbindungen:

Bei der zweiten Strategie bildet die Verstärkungskomponente ein durchgehendes skelettartiges Geflecht aus Aluminiumoxid, Spinell oder einem Aluminiumoxid-Zirkoniumoxid-Gemisch, das anschließend mit einem niedrigviskosen Lanthanglas infiltriert wird. Diese Strategie wurde bei der Entwicklung von In Ceram für die CEREC inLab-Systeme angewandt. (Abbildung 7)

HOCHFESTE KERAMISCHE WERKSTOFFE IM DETAIL

Es gibt drei grundlegende Techniken zur Herstellung **fester gesinterter einphasiger** Keramikgerüste für die Anwendung in der Keramik.

1. **DCS (Ausrenal, Chicago, IL) bearbeitet** die endgültige Form des gewünschten Gerüsts aus einem massiven gesinterten Materialblock. Dieses System ist teuer und hat sich aufgrund der langen Bearbeitungszeit und des hohen manuellen Arbeitsaufwands, der für die Anpassung der Kappe erforderlich ist, nicht als kosteneffizient erwiesen.
2. **Das Procera-System**, ein Beispiel für ein zweites System, verwendet eine übergroße Form, auf die ein Schlamm aus Aluminiumoxid oder Zirkonoxid aufgetragen wird, der beim anschließenden Brennen vollständig sintern und schrumpfen kann, um sich der gescannten Form anzupassen.
3. Beim dritten Modell wird eine übergroße Kappe aus einem teilweise gesinterten Zirkonoxidblock hergestellt, der dann auf volle Sintertemperatur gebrannt wird, wobei er schrumpft, um in die Matrize zu passen.

In dieser Kategorie gibt es zwei Systeme:

Degussa Cercon: Es erfordert ein Wax-up des gewünschten Brückengerüsts. Dieses Wax-up wird dann gescannt und durch Softwaremanipulation und CAM-Bearbeitung wird ein überdimensioniertes Gerüst erzeugt, das gebrannt wird, um eine vollständige Sinterung zu ermöglichen.

Das Lava-System: Es erstellt virtuelle Stümpfe und Gerüste und macht damit das Aufwachsen überflüssig. Durch einen CAM-Prozess wird ein überdimensioniertes Gerüst erstellt, das dann vollständig gesintert wird. Dieses System ermöglicht die Schattierung des Kernmaterials.

Zirkonoxid (Zirkon) hat einzigartige physikalische Eigenschaften, die es doppelt so stark und haltbar machen wie Keramiken auf Aluminiumoxidbasis. Die Bruchzähigkeit von Zirkonoxid wird mit 8 MPa und 10 MPa angegeben. Andere Faktoren wie Spannungskorrosion und Restfehler im Material wirken sich stark auf die endgültige Festigkeit des fertigen Materials aus. Erhöhte physikalische Eigenschaften können im Allgemeinen auf einen Prozess namens Phasenumwandlung zurückgeführt werden

Phasenumwandlung: Teilweise stabilisiertes Zirkoniumdioxid liegt in einer tetragonalen Kristallkonfiguration vor. Wenn eine externe Energiequelle auf das Zirkoniumdioxid einwirkt, wie z. B. bei der mechanischen Bearbeitung (Kaltumformung), kann das Zirkoniumdioxid eine Phasenumwandlung in eine andere Kristallkonfiguration erfahren. Die monokline Form ist 3 bis 5 % größer als der tetragonale Kristall. In Bereichen, in denen mikroskopisch kleine Fehler im Material vorhanden sind, kann diese Phasenumwandlung mikroskopisch kleine Risse heilen, indem sie diese aufgrund des größeren Volumens der monoklinen Form der Kristalle verschließt. Ein frühes Problem der gesinterten Vollkeramik war ihre Undurchsichtigkeit. Neuere Versionen von Aluminiumoxid und Spinell-Materialien bieten mehr Transluzenz, um der klinischen Situation gerecht zu werden. Gegenwärtig ist nur eine weiße und mäßig opake Form von Zirkon erhältlich, mit Ausnahme des LAVA-Systems, das farbige Versionen ermöglicht.

Verbindungen mit interpenetrierenden Phasen:

Diese wurden von Sadoun für die zahnmedizinische Verwendung angepasst. Das System verwendet eine teilweise gesinterte kristalline Matrix aus einem Hochmodulmaterial, in der eine Verbindung der Partikel in der kristallinen Phase besteht. Die kristalline Phase besteht aus Aluminiumoxid, einem Aluminiumoxid-Magnesia-Gemisch (Spinell) oder einem Aluminiumoxid-Zirkoniumoxid-Gemisch. Das Material wird in Blockform geliefert und im CEREC in Lab System geschliffen. (Abbildung 8) Das Gerüst (aus einem der drei Materialien) wird dann bei hoher Temperatur mit einem niedrigviskosen Lanthanglas infiltriert. (Abbildung 9 und 10) Für diese neue Klasse von Dentalkeramik wurde eine extrem hohe Biegefestigkeit festgestellt. [26]

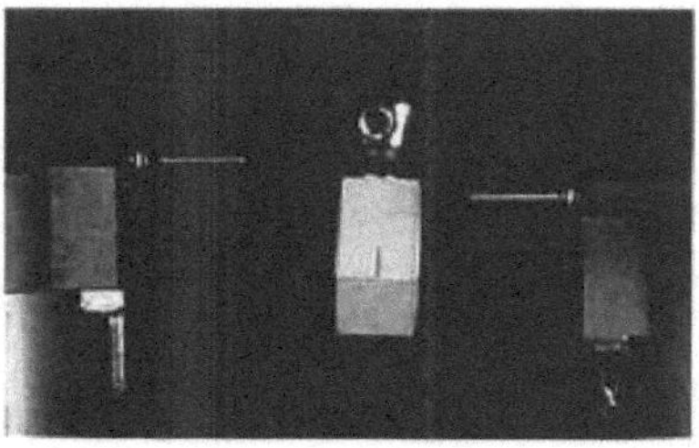

Abbildung 8: Ein Spinellblock in der Schleifkammer des CEREC inLab-Systems

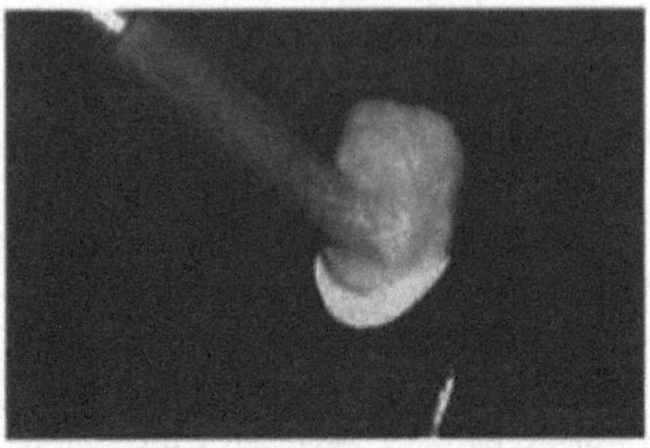

Abbildung 9: Aufbringen des Infiltrationsglases in der gewählten Farbe auf die gefräste Spinellkappe

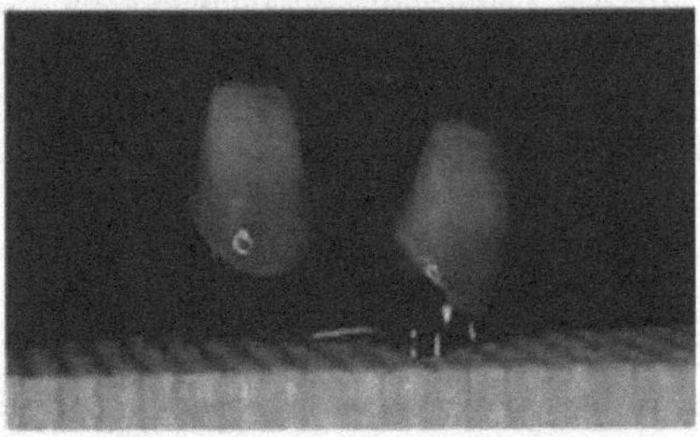

Abbildung 10: Spinellkappe nach der Glasinfiltration. Das überschüssige Glas wird anschließend durch Aluminiumoxid-Luftschleifen entfernt.

SCHRITTE IN DER CAD/CAM-FERTIGUNG

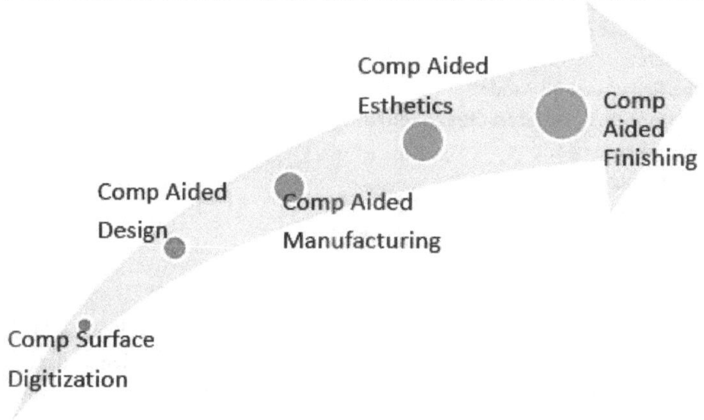

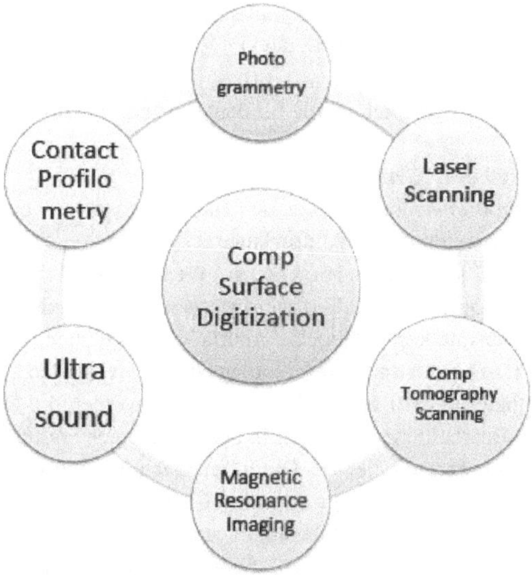

STUFEN DER HERSTELLUNG:

Obwohl sich zahlreiche Ansätze für CAD/CAM in der restaurativen Zahnheilkunde entwickelt haben, umfassen alle Systeme idealerweise 5 Grundstufen.

1. Computerisierte Oberflächendigitalisierung.
2. Computergestütztes Design.
3. Computerunterstützte Fertigung.
4. Computergestützte Ästhetik.
5. Computergestützte Endbearbeitung.

Die ersten 3 Prozesse werden im Folgenden erläutert: (Die letzten beiden Stufen sind komplexer und werden noch für die Aufnahme in kommerzielle Systeme entwickelt).

Computerisierte Oberflächendigitalisierung:

3 D-Oberflächendigitalisierungs- oder Scanverfahren werden unterschieden in:

- Direkt (am Zahn).
- Indirekte Methoden (durch Abdrucknahme)
- Herstellung oder über pro - inlay).
- Mechanisch.
- Optische Sensoren und Modell

Arten von computergestützten Oberflächendigitalisierungsverfahren:

- Photogrammetrie Moiré
- Laser-Scanning
- Computertomographie (CT)
- Scannen Magnetresonanztomographie (MRI)
- Ultraschall
- Auftragsprofilometrie

Die mechanische Abtastung mit einem Profilometer oder Pinpoint-Sensor ist sehr präzise, hat aber mehrere Mängel. Unter den verschiedenen Methoden der optischen Oberflächenabtastung hat sich die aktive (Laser-)Triangulation als am besten geeignet erwiesen, allerdings erfordert sie nicht reflektierende Oberflächen für die Abtastung (Kontaktpulverbeschichtung). Die Lasertechnik und die Kontaktdigitalisierung sind unter dem Gesichtspunkt der Kosten und der Genauigkeit die vielversprechendsten Ansätze.

METHODEN VON CAD/CAM

Eine Vielzahl von CAD/CAM-Systemen wurde für den gesamten Prozess der Herstellung von Restaurationen eingesetzt.

TRADITIONELLE WACHSTECHNIK:

Nach der Präparation der Pfeilerzähne erfolgt der Hauptarbeitsablauf bei konventionellen Metallrestaurationen zunächst durch eine Abdrucknahme, gefolgt von der Modellherstellung, dem Aufwachsen und dem anschließenden Gießen. Wenn diese Arbeiten mit Hilfe der computergestützten Technologie durchgeführt werden, werden die Pfeilerzähne direkt in der Mundhöhle digitalisiert, anstatt konventionelle Abdrücke zu nehmen. Die Restaurationen werden mit Hilfe von CAD-Software auf der Grundlage der digitalisierten Daten als virtuelles Wax-up auf einem Computermonitor entworfen. Schließlich werden die Restaurationen mit einer computergestützten Bearbeitungsmaschine, in der Regel einer Fräsmaschine, bearbeitet. Dieses Verfahren wurde von dem Pionier Dr. Duret untersucht und praktisch entwickelt. Die direkte Digitalisierung von Pfeilerzähnen im Mund mit einer Kamera für Kronen und FPDs war jedoch technisch schwierig, da die Messbedingungen im Mund eingeschränkt waren, u. a. durch das Vorhandensein von Nachbarzähnen, Gingiva und Speichel, was eine genaue Erkennung der Ränder des Pfeilers erschwerte. Dies war eine kritische Einschränkung des Systems für die Herstellung endgültiger Präzisionsrestaurationen. (Abbildung 11)

MODERNE CAD/CAM-TECHNIK:

Andererseits gelang es Dr. Moermann, eine keramische Inlay-Restauration mit Hilfe der computergestützten Technologie herzustellen. Die Digitalisierung der Inlaykavität erfolgte direkt im Mund mit einer kompakten intraoralen Kamera, was im Vergleich zu Kronenaufbauten technisch weniger schwierig war. Design und Herstellung der Keramikinlays erfolgten mit einer kompakten Maschine, die in einer Zahnarztpraxis am Behandlungsstuhl aufgestellt wurde.

Derzeit wird zunächst ein Gipsmodell von Kronen und FPDs angefertigt, wie dies bei herkömmlichen Methoden der Fall war, und dieses dient als Ausgangspunkt für den

CAD/CAM-Prozess, um die Genauigkeit der Digitalisierung sicherzustellen. Nachdem das Gipsmodell digitalisiert ist, können die Restaurationen am Monitor entworfen und mit verschiedenen Bearbeitungsmaschinen hergestellt werden. Zahntechniker können dieses System als Laborwerkzeug verwenden.

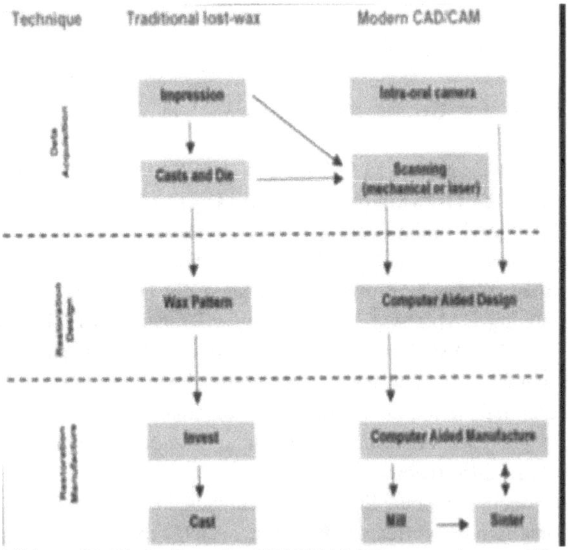

Abbildung 11: Techniken des CAD/CAM-Restaurationsverfahrens

DIGITIZIEREN

Die meisten der derzeit kommerziell erhältlichen CAD/CAM-Systeme für die Herstellung von Kronen und FPDs verwenden ein Gipsmodell als Ausgangspunkt. Die Oberfläche eines Gipsmodells dient dabei als Ausgangspunkt. Die Oberfläche eines Gipsmodells wird mit verschiedenen Messwerkzeugen vermessen, um die digitalen Daten zu erhalten, die die Morphologie des Zielzahns darstellen. Diese Messgeräte werden als Digitalisierer und Scanner bezeichnet. Es wurde eine Vielzahl von Digitalisierungsmethoden untersucht und entwickelt. Die derzeit für den praktischen Einsatz verfügbaren Methoden sind eine Kontaktsonde, ein Laserverschiebungsmessgerät und ein Linienlaserstrahl mit einer CCD-Kamera.

Wenn ein Taster mit feiner Spitze als Messtaster verwendet wird, dauert es, selbst wenn er sehr genau ist, lange, die gesamte Modelloberfläche abzutasten. Ein Laser-Wegmessgerät ist relativ kostengünstig und die Messung dauert weniger lang als mit dem Messtaster.

Da jedoch das reflektierte Licht des projizierten Laserstrahls vom PSD-Sensor erkannt wird, nimmt die Genauigkeit mit den Auswirkungen der Diffusion ab. Da keine der Methoden die Messung des Unterschnitts des Zahns ermöglichte, war eine multiaxiale Kontrolle der Bühne des Steinmodells und des Projektionsstrahls erforderlich.

ANWENDUNG VON CAD/CAM AM ZAHNÄRZTLICHEN CHAIRSIDE IN EINER KLINIK

Dr. Moermann gelang es, ein CEREC-System zu entwickeln, das in kurzer Zeit eine keramische Inlay-Restauration einfach am Behandlungsstuhl herstellen konnte. Allerdings musste die Okklusalfläche des Inlays durch manuelles Beschleifen vorbereitet werden. Andererseits war die Randpassung des präparierten Inlays zunächst unbefriedigend, da die Digitalisierungsgenauigkeit der Kamera begrenzt war. Nichtsdestotrotz hat sich dieses System in Verbindung mit neu entwickelten adhäsiven Komposit-Befestigungsmaterialien in den Kliniken durchgesetzt und dazu beigetragen, die Popularität von CAD/CAM in der Zahnärzteschaft zu erhöhen.

Das CEREC-System wurde sowohl gerätetechnisch als auch softwareseitig kontinuierlich verbessert. Mit der neuesten Version des Systems können nicht nur Inlays und Onlays, sondern auch Kronen und Gerüste für FPDs sowohl in der Klinik als auch im Labor hergestellt werden.

ANWENDUNG VON CAD/CAM FÜR DIE HERSTELLUNG VON KRONEN-BRÜCKEN-RESTAURATIONEN IN EINEM ZAHNTECHNISCHEN LABOR

Wir haben die CAD/CAM-Technologie zunächst in mehreren Schritten und als Teil eines Gesamtherstellungssystems für herausnehmbaren Zahnersatz mit numerisch gesteuerter Funkenerosion eingesetzt. Im Jahr 1990 begann dann die Forschung und Entwicklung zur direkten Anwendung der CAD/CAM-Technologie für Kronen und FPDs. Zu dieser Zeit gab es bereits mehrere CAD/CAM-Systeme, die für die praktische Herstellung von Kronen und FPDs entwickelt wurden oder sich noch in der Entwicklung befanden. Es war jedoch sehr zeitaufwendig, die digitalisierten Daten mit Hilfe von Computergrafiken dreidimensional zu reproduzieren und geeignete Kronen am Bildschirm zu entwerfen, indem man das so genannte virtuelle Wax-up vornahm.

Den Forschern ist es gelungen, eine Software zu entwickeln, mit der die Kronenmorphologie in kurzer Zeit automatisch entworfen werden kann, anstatt den zeitaufwändigen (CG-)Prozess am Monitor durchzuführen. Darüber hinaus wurde auch die Strukturmechanik optimal geformter Kronen bewertet. Andererseits scheinen die damals in der Entwicklung befindlichen CAD/CAM-Systeme aus 3 Komponenten bestanden zu haben:

Messgeräte (Digitalisierer/Scanner), eine relativ große Verarbeitungsmaschine und ein größerer Computerarbeitsplatz, um die CG der Digitalisierung von Bildern im Zusammenhang mit dem CAD-Prozess zu realisieren. Die Installation dieser letzten Systeme in normalen Zahnarztpraxen und Labors in Japan war nicht nur wegen des Preises, sondern auch wegen des begrenzten Platzes begrenzt. Auch wenn der Entwickler die Vorteile der Herstellung am Computer hervorhob, fehlten bei der Präsentation und in den Veröffentlichungen wesentliche Qualitätsdaten wie die Passform der Restaurationen.

Daher haben wir die folgenden Entwicklungsstrategien festgelegt und mit der Entwicklung einer kleinen, integrierten CAD/CAM-Maschine für den Dentalbereich begonnen:

1. Entwicklung eines bedienerfreundlichen CAD/CAM-Systems als ergänzendes Werkzeug für die Dentallabore.
2. Entwicklung einer kompakten und integrierten Maschine, die in normalen japanischen Labors installiert werden kann.
3. Bereitstellung und Anzeige des Vorgangs mit Hilfe eines Personalcomputers anstelle einer teuren großen Arbeitsstation.
4. Entwicklung von einfachen, aber leistungsstarken Messgeräten.
5. Bereitstellung eines bedienerfreundlichen CAD-Prozesses durch vollautomatisches Design von Kronen und FPDs einschließlich der Okklusalfläche.
6. Herstellung von hochpräzisen Kronen und FPDs aus metallischen und keramischen Werkstoffen.

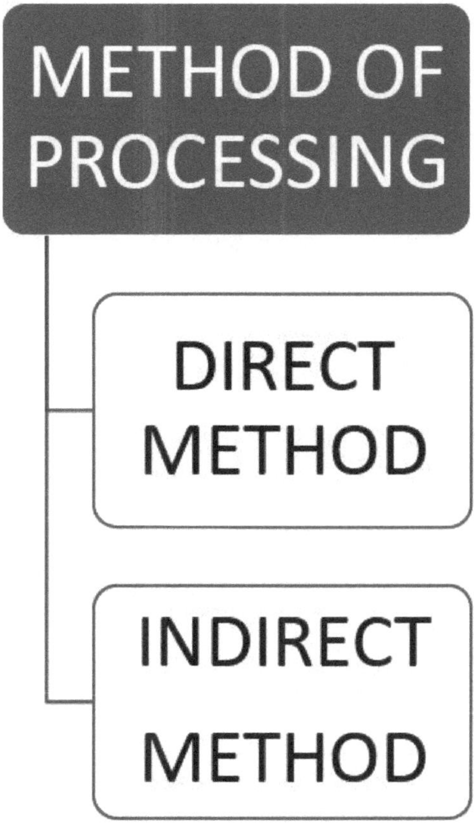
METHOD OF PROCESSING
DIRECT METHOD
INDIRECT METHOD

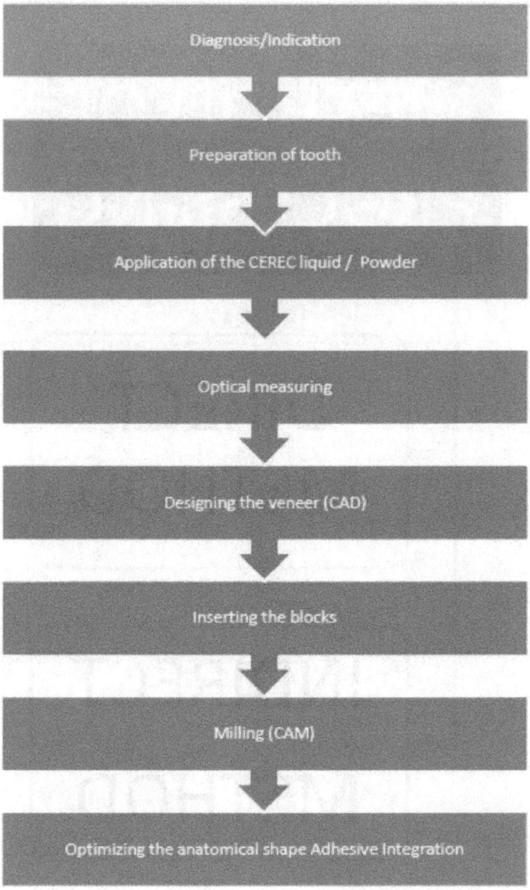
Diagnosis/Indication
Preparation of tooth
Application of the CEREC liquid / Powder
Optical measuring
Designing the veneer (CAD)
Inserting the blocks
Milling (CAM)
Optimizing the anatomical shape Adhesive Integration

INDIREKTE TECHNIK

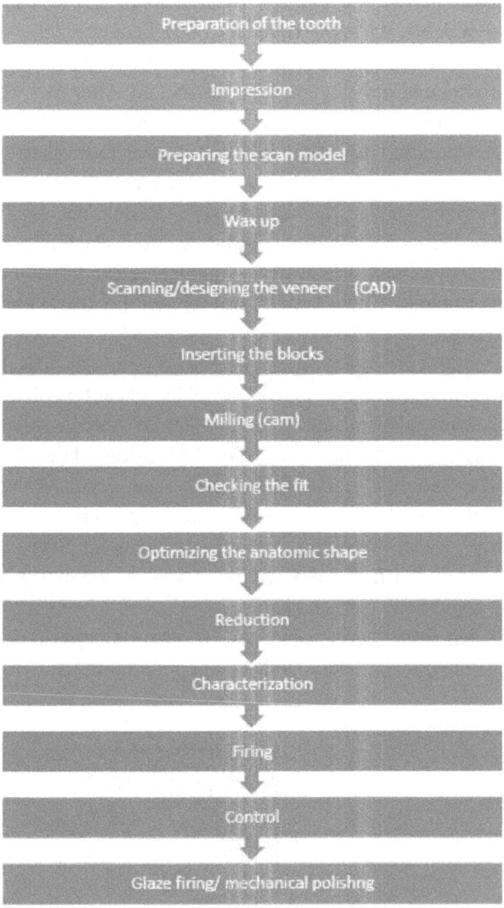

METHODE IM DETAIL:

Prüfung / Klärung:

Wesentliche Voraussetzungen sind eine angemessene Mundhygiene und ein gesunder Zahnhalteapparat. Kariöse Läsionen müssen zuerst behandelt werden. Die okklusalen Verhältnisse sollten überprüft werden. Studienmodelle und Fotos für die Fallplanung sind dabei eine nützliche Hilfe.

DIE EINZELNEN SCHRITTE DER GESAMTEN KERAMISCHEN AUFBEREITUNG SIND:

1. **Gingivareduktion.** Präparieren Sie zunächst eine kleine Abschrägung knapp oberhalb oder auf Höhe der Gingiva (bei stark verfärbten Zähnen kann eine leichte subgingivale Abschrägung erforderlich sein). Der Zahnschmelz ist in diesem Bereich sehr dünn. Die Präparationstiefe kann in diesen Bereichen 0,3 bis 0,5 mm betragen. Es sollte ein Diamantinstrument mit Hohlkehle verwendet werden. (Abbildung 12a und 12b)

2. Vergrößern Sie das Präparat in den Bereich der Kontakte, ohne diese zu entfernen. Die Kontaktbereiche werden nur im Falle eines Diastemaschlusses in das Präparat integriert. Folgen Sie in diesen Bereichen der approximalen Kontur der Gingiva.
3. Anschließend werden Rillen in die Gesichtsoberfläche präpariert (ca. 0,5 bis 1,0 mm je nach Grad der Verfärbung und der gewünschten Korrektur). Alternativ können Aussparungen (zu diagnostischen Zwecken) mit einem diamantbeschichteten Rundfräser präpariert werden. Die Präparation sollte wiederholt mit einem Silikonschlüssel kontrolliert werden.
4. Die Labialfläche kann mit demselben kantenförmigen Diamantinstrument präpariert werden. Ziel der Präparation ist die anatomische Reduktion auf der Grundlage der Informationen aus dem Wax-up und der Ausgangssituation. Unterschneidungen und scharfe Kanten sollten vermieden werden. Freigelegte Gingivabereiche können desensibilisiert (z.B. Gluma Desensitizer, Heraeus Kulzer) oder mit einem lichthärtenden Kleber versiegelt werden. [Abbildung 12c]
5. Es ist nicht notwendig, eine palatinale/linguale Schulter in die Inzisale zu integrieren, um die Stabilität zu erhöhen. Wenn die Länge der Zähne nicht verändert wird, kann eine Hohlkehle präpariert werden. Wenn die Zähne verlängert werden sollen, kann eine leichte Kürzung sinnvoll sein. Überprüfen Sie die Okklusion. Die Übergangszonen von Keramik/Schmelz sollten möglichst nicht im Kontaktbereich liegen (Abbildung 12d, e,f).
6. Verwenden Sie Interdentalstreifen, z. B. Compo-Strips (Premier), Sof-Lex Strips (3M ESPE), Enhance Strips (Dentsply) oder VisionFlex Diamond Strips (Brasseler), um die Kontaktbereiche leicht zu "öffnen", damit eine dünne Metallmatrix (0,05 mm) für die adhäsive Befestigung angebracht werden kann.
7. Die Oberfläche der Präparation kann mit Diamantschleifern oder Gummipolierern geglättet werden. Die Präparationsränder dürfen nicht poliert werden.

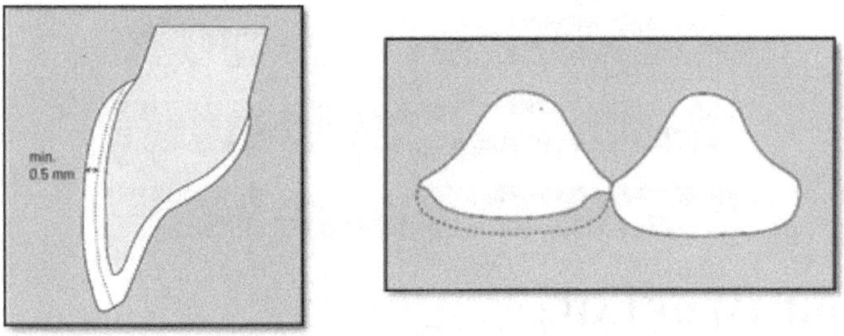

Abbildung 12a und 12b: Die Präparationstiefe kann in diesen Bereichen 0,3 bis 0,5 mm betragen.

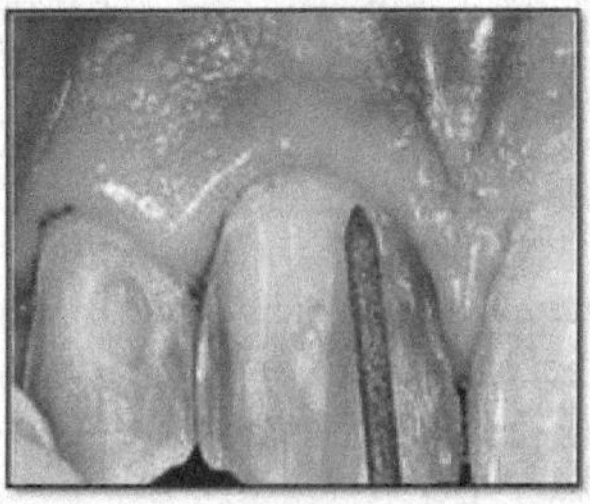

Abbildung 12cDie labiale Oberfläche kann mit demselben abgeschrägten Diamanten

präpariert werden
Instrument

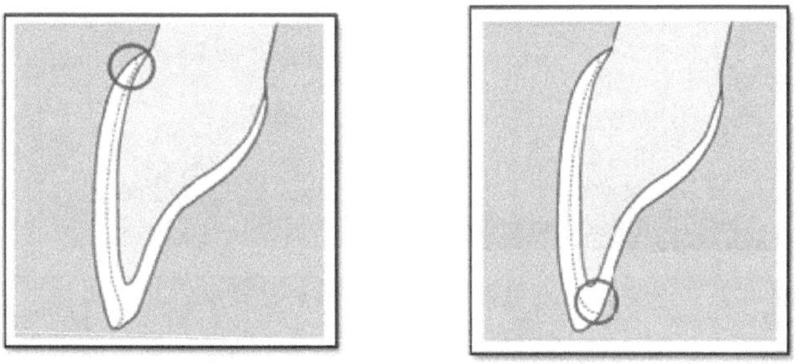

Abbildung 12dEs ist nicht notwendig, eine palatinale/linguale Schulter in die Inzisale zu integrieren, um die Stabilität zu erhöhen. Wenn die Länge der Zähne nicht verändert wird, kann eine Abschrägung präpariert werden
Abbildung 12e: Wenn die Zähne verlängert werden sollen
kann eine leichte Verkürzung sinnvoll sein.

Abdruck für die indirekte Technik

- In den meisten Fällen ist es nicht notwendig, einen Retraktionsfaden zu legen. Wenn jedoch ein Retraktionsfaden gelegt wird, sollte dies nach der Präparation geschehen.
- Nehmen Sie einen Abdruck des gesamten Kiefers mit einem Polyvinylsiloxan (Imprint II, 3MEspe; Aquasil LV, Dentsply/Caulk; Take 1, KerrHawe; Affinis, Coltène/Whaledent) oder einem Polyethermaterial (Permadyne oder Impregum, 3MEspe). (Abbildung 13)
- Bei unsicheren okklusalen Verhältnissen kann ein Bissregistrat angefertigt werden.

Bei der indirekten Technik wird lediglich ein optischer Abdruck im Mund des Patienten mit der 3D-Kamera genommen. **Zu diesem Zweck muss die Zahnoberfläche mit Pulver beschichtet werden (optischer Kontrast).**

POWDERING:

Zur Herstellung eines optischen Abdrucks muss die abzubildende Zahnoberfläche aus zwei Gründen gepudert (oder opak) werden:
Die Oberfläche des Zahns muss mit einer nicht reflektierenden Beschichtung versehen sein, damit die Infrarotkamera die Details besser erkennen kann. Ohne die nicht reflektierende Beschichtung ist die Wirkung auf die Kamera so, als würden wir in ein sehr helles Licht blicken.
Aufgrund der hohen Lichtdurchlässigkeit des Zahnschmelzes würde der Infrarotstrahl ohne eine undurchsichtige Oberfläche auf dem Zahn aus ganz unterschiedlichen Tiefen des Zahnes zur Kamera zurückgeworfen werden.
Abpudern von präparierten Zahnoberflächen im Seitenzahn- und Frontzahnbereich

Technik des Pulverisierens:

Die Imaging-Flüssigkeit wird zunächst auf die Oberfläche aufgetragen. Sie muss gründlich trocknen, und dann wird das Pulver aufgesprüht. Da die Imaging-Flüssigkeit eine Kombination aus Glycerin und Wasser ist, macht sie die Oberfläche leicht klebrig, so dass das Pulver gut haftet. Die bloße Befeuchtung mit Wasser reicht nicht aus. Eine genauere Erläuterung dieses Verfahrens wird später gegeben.

Grundlegende Zusammensetzung des Systems Pulver/Flüssigkeit

Die Grundzusammensetzung des Pulvers ist Titanium Dioxide.

Die Grundzusammensetzung von Flüssig-Glycerin

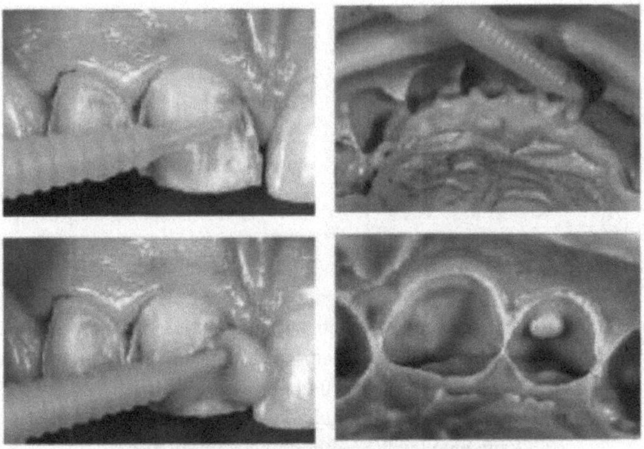

Abbildung 13: Abdruck für indirekte Technik mit Polyvinylsiloxan

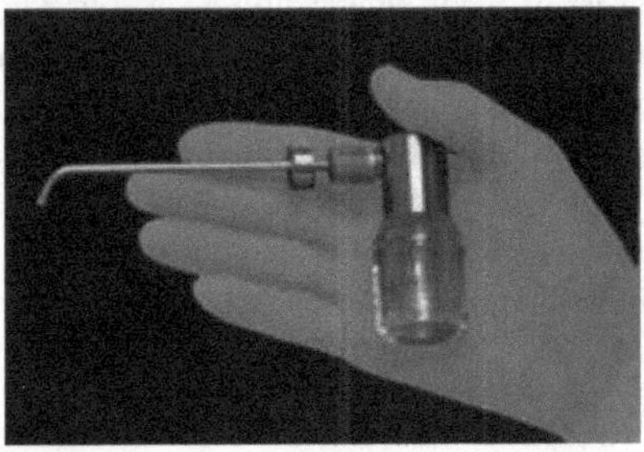

Abbildung 14: Meister-System zum Bestäuben

Ideale Anforderungen an das Pulver

- Es sollte sich gut auf der Zahnoberfläche verteilen
- Es sollte eine dünne, gleichmäßige Schicht bilden - 50p
- Es sollte gut auf der Zahnoberfläche haften
- Die Partikelgröße sollte fein sein
- Sollte das Scannen nicht behindern
- Leicht zu entfernende Systeme für das Powdering

Das Abpudern der präparierten Zahnoberfläche kann mit einem der beiden Verfahren erfolgen:

1. Butan-angetriebenes Pulverisierungssystem
2. Farbe auf System oder Scan weiß
3. Powder-Meister-System

Butanbetriebenes Pulverisierungssystem:

Das Butan-Pulversystem ist das am weitesten verbreitete Pulversystem bei CEREC, da es das erste System war, das eingeführt wurde. Es hat jedoch viele Nachteile, die im Folgenden aufgeführt sind: Es verstopft häufig, auch wenn man sich bemüht, die Butan-Dose aufrecht zu halten. Das Puderrohr ist schwach und kann leicht durch die Wange oder die Zunge abgelenkt werden. Um die Richtung des Puderrohrs zu ändern, ist eine zweite Hand erforderlich, so dass der Arzt den Spiegel oder die Wange loslassen muss. Außerdem ist es im Vergleich zu anderen Systemen teuer.

Paint-On oder Scan White System:

Die oben genannten Schwierigkeiten mit dem Butan-Pulversystem haben viele Benutzer dazu gezwungen, ein Auflacksystem zu verwenden. Dieses Paint-on-System namens Scan White hat seine eigenen Nachteile. In der Januar-Ausgabe 1999 des International Journal of Computerized Dentistry hat der deutsche Kliniker Andreas Lenzen diese Nachteile aufgelistet:

Die Bearbeitung der Randlinie ist in der Regel unvermeidlich.

- Bei dunklen Hintergründen ist sie nicht immer undurchsichtig.
- Es braucht relativ viel Zeit, um es aus dem Dentin zu entfernen.

Komponenten des verwendeten Systems

- Undurchsichtiges Pulversystem und
- Bildgebende Flüssigkeit

Das Powder-Meister-System:

Der Powder Meister macht das Pudern leicht. Mit dem ergonomisch geformten Puderrohr gibt es keine schwierige Stelle mehr im Mund, an der das Bildgebungspulver platziert werden muss. Mit einer leichten Drehung von Daumen und Zeigefinger kann die Richtung des Pulverflusses geändert werden, ohne dass der Pudervorgang unterbrochen wird. Der starre Puderschlauch aus Edelstahl kann gleichzeitig als Wangenretraktor dienen und Puder auftragen. Darüber hinaus ist es verstopfungssicher und macht den ständigen Austausch von teuren Butandosen überflüssig. Der eigentliche Vorteil des Powder Meisters ist seine Fähigkeit, präzise Pulvermengen in sehr schwer zugänglichen Bereichen zu platzieren. Da sich die Richtung des Pulverschlauchs mit derselben Hand, mit der das Gerät gehalten wird, leicht drehen lässt, kann der Arzt das Pulver mühelos in jeden gewünschten Bereich einbringen. (Abbildung 14)

Einbau:

Der Powder Meister wird mit einer männlichen Schnellkupplung an die Luftversorgung des Handstücksystems angeschlossen. Die entsprechende Buchse wird in das Handstücksystem eingebaut und über den Fußschalter gesteuert. Für Kliniker, die keine fußgesteuerte Luftzufuhr haben, kann ein weiblicher Schnellanschluss leicht und kostengünstig realisiert werden. Der Powder Meister wird mit einer männlichen Schnellkupplung mit einem bequemen eingebauten Ein/Aus-Schalter geliefert, mit dem der Arzt die Luftzufuhr zum Powder Meister leicht aktivieren kann.

Vorteile des Powder Meister Systems:

- Verstopfungsfreier Betrieb
- Gleichmäßiger Pulverfluss
- Ergonomische Gestaltung
- Autoklavierbare Spitze
- Langlebige Konstruktion
- Einhändige Bedienung
- Schluss mit teuren Butangasflaschen

Merkmale der drei Imaging-Pulver:

- **VITA**

- **DICOR**
- **PROCAD**

Vita-Pulver:

Vita-Pulver besteht aus Titandioxid und Zirkoniumoxid. Von den drei Pulvern ist es bei Vita am wahrscheinlichsten, dass *größere "Flocken" des Pulvers* auf der gepuderten Oberfläche sichtbar sind. Dr. Dennis Fasbinder von der University of Michigan stellte jedoch fest, dass es keinen Unterschied im resultierenden Randspalt zwischen Restaurationen gab, die auf Teststümpfen mit Vita-Pulver oder Dicor -Pulver, das ein "glatteres" Aussehen hat, hergestellt wurden.

Dicor-Pulver:

Das Dicor-Pulver von Caulk ist ein ausgezeichnetes Pulver, das aus Titandioxid, Zirkoniumoxid und Talk besteht. Dicor-Pulver sorgt für einen wunderbar gleichmäßigen Pulverfluss, da *die größeren "Flocken"*, die beim Vita-Pulver zu beobachten sind, *fehlen*. Der einzige Nachteil des Dicor-Puders besteht darin, dass mit jeder Flasche *eine neue Puderspitze* gekauft werden muss, was die Kosten drastisch erhöht. Deshalb wurde es vom Markt genommen.

Procad-Pulver:

Von den drei Pulvern hat das ProCad-Pulver die besten Fließeigenschaften. Das hochdisperse Siliziumdioxid-Titandioxid-Gemisch ist so fließfähig, dass es sich fast beliebig und fließend aus der Flasche ergießt. Der Vorteil von ProCad-Pulver ist diese *"Fließfähigkeit"*, durch die *"Schneeverwehungen"* und große Pulverflocken am wenigsten wahrscheinlich sind. Der Nachteil des ProCad-Pulvers ist die Tendenz, im Mund etwas unordentlicher zu sein. Die hohen Fließeigenschaften ermöglichen es dem Pulver, über den Bereich hinaus zu entweichen, auf den die Pulverspitze gerichtet ist. ProCad-Pulver lässt sich auch am schwersten aus dem Mund auswaschen.

Technik des Pulverisierens nach dem Meisterschen System:

Um mit dem Powder Meister zu pudern, ist es wichtig, den Luftdruck in der Pulverflasche einzustellen. Stellen Sie den Fuß auf den Fußschalter für die Luftzufuhr und öffnen Sie das Luftbegrenzungsventil, bis das Pulver gerade in das Ansaugrohr ausgestoßen wird. Wenn Sie das Luftmengenbegrenzungsventil nur ein wenig weiter öffnen, erreichen Sie eine ideale Bepuderung. Die Verwendung eines minimalen Luftstroms verringert die Möglichkeit von Schneebällen oder Schneeverwehungen.

HINWEIS:

Bis man sich an das Pudern mit dem Powder Meister gewöhnt hat, empfiehlt es sich, kleinere Pulvermengen in die Flasche zu geben. Einige Ärzte berichten, dass das Einfüllen von Reis- oder Kieselgelkristallen in die Pulverflasche hilft, überschüssige Feuchtigkeit aus dem Pulver zu entfernen. In Klimazonen mit hoher Luftfeuchtigkeit sammelt das Pulver zu viel Feuchtigkeit an, so dass es sich nicht gut pudern lässt. (Die Pulverflasche kann auch regelmäßig in der Mikrowelle erhitzt werden, um überschüssige Feuchtigkeit zu entfernen).

Auftragen des Pulvers auf die Zubereitung:

Vor dem Auftragen des Pulvers auf die Präparation ist es hilfreich, die erste Menge Pulver auf einen unkritischen Bereich zu sprühen, z. B. auf einen benachbarten Zahn.

Dadurch wird das Pulverrohr von großen Pulverflocken befreit und eine Vorschau des Pulverstroms ermöglicht. Jedes Mal, wenn der Luftstrom durch ein beliebiges Pudergerät (einschließlich des Powder Meisters) gestoppt wird, setzt sich das Pulver im Puderrohr ab und es bilden sich einige große Flocken. Jedes Mal wird gefiltert, was zu einem optischen Bild von sehr hoher Qualität führt, das fast den Ergebnissen entspricht, die mit Dicor-Pulver erzielt werden.

Um das Vita-Pulver zu filtern, spannen Sie einen Nylonstrumpf über die Vita-Pulverflasche und befestigen Sie ihn mit einem Gummiband. Halten Sie die Flasche an einen Gipsrüttler und sammeln Sie das gefilterte Pulver in einem Becher.

Bestäubung subgingivaler Ränder: Es gibt keinen Grund, warum sich das Kleben von Keramik auf supragingivale Präparate beschränken muss; wenn die Ränder nicht sichtbar sind, können sie nicht gepudert werden. Wenn das Gewebe entzündet ist, kann es nach dem Einsatz von Elektrochirurgie zu Blutungen kommen. Mit der richtigen hämostatischen Technik kann die Blutung leicht kontrolliert werden.

Vermeiden Sie die Verwendung von Retraktionsfäden beim Kleben von Keramik, da es keinen guten Zeitpunkt gibt, sie zu entfernen. Wird sie vor dem Bonding-Verfahren entfernt, kann es zu einer Blutung kommen, wenn ein völlig trockenes Feld erforderlich ist. Der Versuch, die Schnur nach dem Bonding-Verfahren zu entfernen, kann schwierig sein, da die Schnur mit dem Zahn verklebt werden kann.

Wenn das Pulver auf den Zahn aufgetragen wird, kann man einige dieser großen Flocken sehen. Es ist hilfreich, sich dieser Tendenz bewusst zu sein. Der leicht drehbare Puderschlauch des Powder Meister minimiert die Anzahl der notwendigen Stopp- und Startvorgänge des Luftstroms erheblich. Kliniker neigen häufig dazu, Pulver mit zu viel Luftdruck aufzutragen. Bei geringerem Luftdruck kommt es zu weniger versehentlichen "Schneeverwehungen". Es dauert zwar ein paar Sekunden länger, mit weniger Luftdruck zu pudern, aber die Konsistenz der Ergebnisse ist diese Zeit wert. Es gibt Kliniker, die den Puder mit aufgesetztem Kofferdam auftragen. Dies kann bei einem herkömmlichen Butan-Pulversystem unerlässlich sein, ist aber beim Powder Meister nicht nötig. Das Edelstahl-Pulverrohr kann einfach dazu verwendet werden, eine Watterolle vor dem Pudern vom präparierten Zahn wegzuschieben oder die Wange während des Puderns zurückzuziehen. Solange die Spitze nicht vollständig in den Speichel eingetaucht ist, verstopft sie nicht. Für die Feuchtigkeitskontrolle beim Bepudern der oberen Backenzähne ist ein **"Dry Tip",** der von Microcopy vertrieben wird und über Patterson Dental erhältlich ist, wesentlich effektiver als eine Watterolle.

Verbesserung der Eigenschaften des Pulvers:

Nachdem das Dicor-Pulver vom Markt genommen wurde, kann der Arzt zwischen den beiden verbleibenden Bildgebungspulvern ProCad- und Vita-Pulver wählen. Die meisten Kliniker finden, dass ProCad-Pulver ein sehr körniges optisches Bild liefert, und sind frustriert über die großen Flocken und Klumpen, die im Vita-Pulver zu finden sind.

Erfassen des optischen Eindrucks

Nachdem die präparierte Zahnoberfläche gepudert wurde, wird eine Handkamera über die präparierte, gepuderte Kavität gehalten, um ein festes Bild auf dem Computerbildschirm zu erhalten. Die für die Aufnahme des optischen Abdrucks verwendete Kamera ist die CEREC-Kamera. Die Kamera wird so eingestellt, dass ein klares Bild entsteht und alle Aspekte der Kavität zu sehen sind. Es ist wichtig, die Kamera über die Längsachse des Zahns zu positionieren, damit der Computer alle Innenwände und Kavitätenoberflächen gleichermaßen erfassen kann. Dieses Verfahren wird durch die Verwendung von Kamerazubehör wie dem **C-STAT** während der Aufnahme der optischen Abdrücke vereinfacht.

Kontrolle der Zunge während des optischen Bildes:

Manche Patienten haben Zungen, die während der Aufnahme des optischen Bildes kaum zu bändigen sind. Das kann ziemlich schwierig sein, weil diese widerspenstigen Zungen unweigerlich das Pulver von kritischen Teilen der Zahnpräparation wegwischen oder die Position der Kamera beim Ausrichten stören. Dieses Problem kann durch die Verwendung von Dry Tips von Microcopytm gelöst werden. Dry Tips sind wasserabsorbierend und schützen, wenn sie zwischen Zunge und Präparat gelegt werden, das Präparat äußerst effektiv vor dem Eindringen der Zunge. Wenn die Kamera in den Mund eingeführt wird, drückt die Kamera auf den Dry Tip, der wiederum die Zunge aus dem Weg schiebt.

Entfernung des Pulvers vom Zahn:

Die sorgfältige Entfernung des Pulvers aus der Mundhöhle erfolgt durch Sprühen von Wasser mit einer Drei-Wege-Spritze und Absaugen.

KAPITEL 4

DIE ERFASSUNG EINES EINZIGEN OPTISCHEN EINDRUCKS

Um einen optischen Abdruck der Kronenpräparation aufzunehmen, positionieren Sie zunächst den Cursor über dem ***Symbol "Präparation aufnehmen".*** *Um* einen optischen Abdruck aufzunehmen, stellen Sie den Fuß unter die Vorderkante der CEREC 3 Aufnahmeeinheit und heben den Fußschalter an und halten ihn gedrückt. Dadurch wird die Kamera aktiviert und ein digitales Live-Videobild auf dem Monitor angezeigt.

Die Bildhelligkeit wird automatisch geregelt und zusätzliches Licht ist nicht erforderlich. Die zahnärztliche Operationsleuchte sollte nicht zur Ausleuchtung der Zahnpräparation verwendet werden. Positionieren Sie die Kamera über der Zahnpräparation in der Einschubrichtung der geplanten Restauration. Alle Ränder sollten deutlich sichtbar sein. Wenn der Fußschalter losgelassen wird, wird der optische Abdruck auf den Monitor übertragen. Die Kamera sollte ruhig gehalten werden, bis ein hörbarer "Piepton" das Ende der Bildaufnahme anzeigt. [Abbildung 15]

Die optische Abformung sollte gut ausgerichtet sein und einen scharfen Fokus haben. Der Betrachtungswinkel des Bildes sollte in der Einschubrichtung der Zahnpräparation liegen. Die Konizität der präparierten Zahnwände sollte im gesamten Bild ähnlich sein. Das Bild sollte auch einen guten Kontrast aufweisen, ohne dass dunkle Bereiche aufgrund eines Mangels an Pulver entstehen. Die Ränder des präparierten Zahns sollten als scharfe, deutliche Linien dargestellt werden, die sich leicht um das Zahnpräparat herum verfolgen lassen. Die Ränder sollten deutlich und getrennt von den benachbarten Zähnen und dem Zahnfleischgewebe sein. Bereiche des Rands, die "geschätzt" werden müssen, führen nicht immer zu genauen Rändern. In den meisten Fällen sollte das Bild des präparierten Zahns auf dem Bildschirm zentriert werden.

AUFNAHME MEHRERER OPTISCHER ABDRÜCKE

Die Option, mehrere optische Abdrücke für eine Restauration zu verwenden, sollte nur dann gewählt werden, wenn ein besonderer Bedarf besteht, z. B. um bestimmte verdeckte Ränder einer einzelnen Präparation zu visualisieren. Mehrere optische Abdrücke sind auch erforderlich, um ein größeres virtuelles Modell zu erstellen, um mehrere Zähne zu restaurieren oder um benachbarte Zahnkonturen zu bewerten. Alle für jedes Bildsymbol aufgenommenen und gespeicherten Bilder werden automatisch korreliert, um das Virtuelle Modell für jedes Bildsymbol zu erstellen. Die Fähigkeit des Softwareprogramms, mehrere Bilder zu einem einzigen virtuellen Modell zu verarbeiten, hängt von eindeutigen Daten ab, die zwischen aufeinanderfolgenden Bildern unverändert bleiben. Im Allgemeinen sollte mindestens ein Drittel eines jeden Bildes Bereiche des vorherigen Bildes duplizieren, damit das Softwareprogramm genügend Bilddaten hat, um sie automatisch zu korrelieren und das virtuelle Modell zu erstellen. [Abbildung 16]

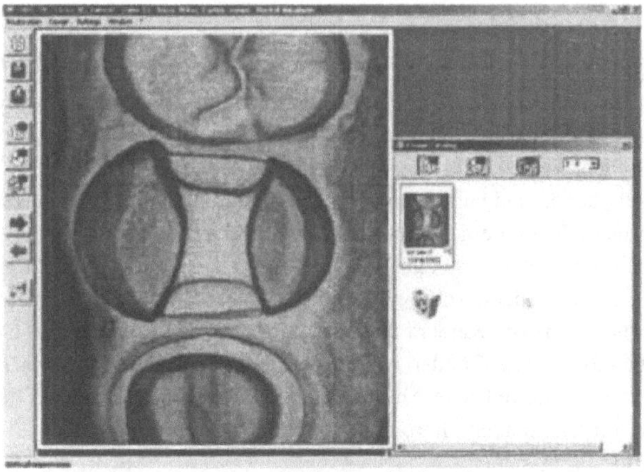

Abbildung 15: Erfassen eines einzelnen optischen Abdrucks

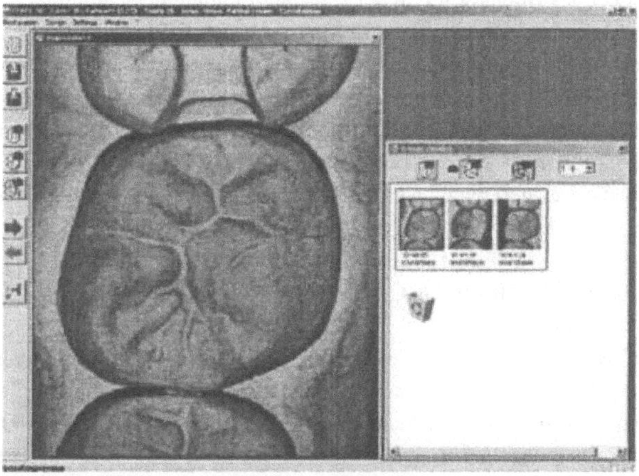

Abbildung 16: Erfassen mehrerer optischer Eindrücke

Bei der Verwendung mehrerer Bilder eines einzelnen präparierten Zahns sollte sich der Kamerawinkel zwischen aufeinanderfolgenden Bildern nicht um mehr als 20° ändern. Dies liefert ausreichend unveränderliche Daten, um die Bilder genau zu kombinieren. Bei der Aufnahme mehrerer Bilder für eine Reihe unterschiedlicher Kavitätenpräparationen, um eine Reihe von Zähnen zu einem einzigen virtuellen Modell zusammenzusetzen, sollte mindestens ein Drittel des Kamerablickfelds (8 mm) eindeutige Daten enthalten, die sich zwischen den Bildern nicht ändern. Dies erfordert eine schrittweise Aufnahme einer Reihe von Bildern. Der erste zu restaurierende Zahn sollte zuerst aufgenommen werden, da der erste optische Abdruck den Einschubpfad für das virtuelle Präparationsmodell definiert. Weitere optische Abdrücke können aufgenommen werden, indem man sich schrittweise sowohl nach mesial als auch nach distal vom ersten optischen Abdruck bewegt. Auf diese Weise wird eine angemessene Vervielfältigung der Bilddaten gewährleistet, damit das Softwareprogramm das virtuelle Modell automatisch erstellen kann. Dies bedeutet auch, dass ein Bissregistrat, das für das ***Antagonistensymbol*** verwendet wird, von den Nachbarzähnen befreit werden muss, um eine ausreichende Menge an unveränderten, eindeutigen Daten zwischen den Bildern zu erhalten.

Virtuelle Modelle

Allgemeine Informationen:

Sobald die optischen Eindrücke auf den Bildkatalogen erfasst wurden, wird aus jedem Bildkatalog ein einzigartiges virtuelles Modell erstellt;

- Vorbereitung Virtuelles Modell,
- Virtuelles Okklusionsmodell, und
- Virtuelles Modell des Antagonisten.

Die Planung der Restaurierung wird dann mit Hilfe der entsprechenden virtuellen Modelle abgeschlossen.

Vorbereitung Virtuelles Modell

Das virtuelle Präparationsmodell wird aus dem optischen Abdruck (einzeln oder mehrfach) im **Präparationsbildkatalog** erstellt. Dieses Modell wird sowohl für die zahnmedizinische Datenbank als auch für die Korrelationsentwurfstechniken benötigt, da es die Zahnpräparation nachbildet.

Ausrichtung der Ansicht

Die Vorbereitung des Virtuellen Modells kann in mehreren Ansichten ausgewertet werden. Das virtuelle Modell kann stufenlos um einen Punkt in der X-, Y- und Z-Achse gedreht werden, indem Sie den L-Klick gedrückt halten, während Sie den Trackball drehen. Lassen Sie den L-Klick los, um die Position zu halten. Die Pfeile der Kompassachse auf der rechten Seite des Bildschirms sind farbkodiert, um die bukkal-linguale (rot), mesial-distale (grün) und okklusal-gingivale (blau) Achse zu orientieren. Das virtuelle Modell kann schnell auf mesiale, distale, bukkale, linguale, zervikale und okklusale Ansichten positioniert werden, indem die im **Ansichtsfenster** angezeigten Schaltflächen ausgewählt werden. Die Ansichten sind farblich mit Text (distal, bukkal, mesial und lingual) um das virtuelle Modell herum kodiert. Das gesamte virtuelle Modell kann innerhalb des Betrachtungsbildschirms verschoben werden, indem Sie mit der rechten Maustaste klicken, den Trackball halten und drehen und ihn dann loslassen, wenn er sich in der gewünschten Position befindet. Das virtuelle Modell kann mit den Plus- und Minustasten im **Ansichtsfenster** vergrößert oder verkleinert **werden.** Das virtuelle Präparationsmodell und die Restaurationskonstruktion können in einer opaken und transparenten Ansicht betrachtet werden. [Abbildung 17]

Virtuelles Okklusionsmodell

Das virtuelle Okklusionsmodell ist einzigartig in der Technik des Korrelationsdesigns. Ein optischer Abdruck des präoperativen Zustands des Zahns wird erfasst und zur Erstellung des virtuellen Okklusionsmodells verwendet. Der Vorbehandlungszustand des Zahns, ein Modell oder ein diagnostisches Wax-up sind mehrere Alternativen, die zur Erstellung des virtuellen Okklusionsmodells verwendet werden können. Der okklusale Teil des virtuellen Okklusionsmodells kann auf die Konstruktion der Restauration kopiert werden, wobei die okklusale Anatomie und die okklusalen Beziehungen dupliziert werden. Die Anwendung des Virtuellen Okklusionsmodells wird im Rahmen der Diskussion des Korrelationsdesigns ausführlich besprochen. [Abbildung 18]

Virtuelles Modell des Antagonisten

Das virtuelle Antagonistenmodell ist ein optionales Modell, das sowohl mit der Zahndatenbank als auch mit dem Korrelationsdesignverfahren verwendet werden kann. Ein optischer Abdruck eines Bissregistrats wird verwendet, um das virtuelle Antagonistenmodell der Okklusionsflächen des Gegengebisses zu erstellen. Es kann im Designprozess verwendet werden, um die okklusalen Kontakte mit dem Gegengebiss zu verfeinern. Es ist wahrscheinlich von größerem Wert für das Konstruktionsverfahren Zahndatenbank, da im virtuellen Präparationsmodell keine Daten zu den okklusalen Beziehungen vorhanden sind. Das Korrelationsdesignverfahren verwendet das virtuelle Okklusionsmodell, um die okklusale Anatomie und die Beziehungen vor der Behandlung nachzubilden, so dass das virtuelle Antagonistenmodell möglicherweise nur begrenzte zusätzliche Informationen liefert. [Abbildung 19]

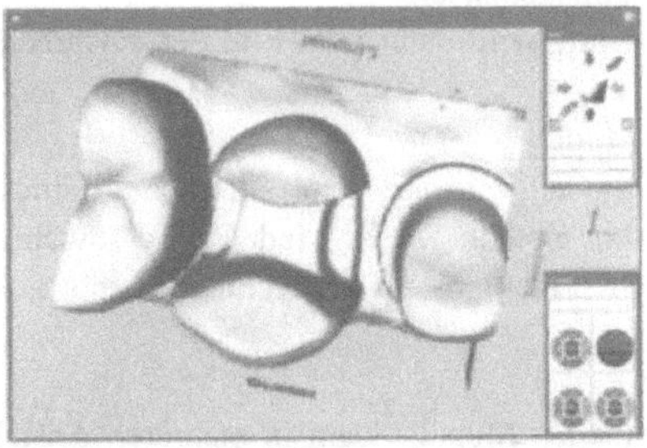

Abbildung 17: Ansicht des virtuellen Modells

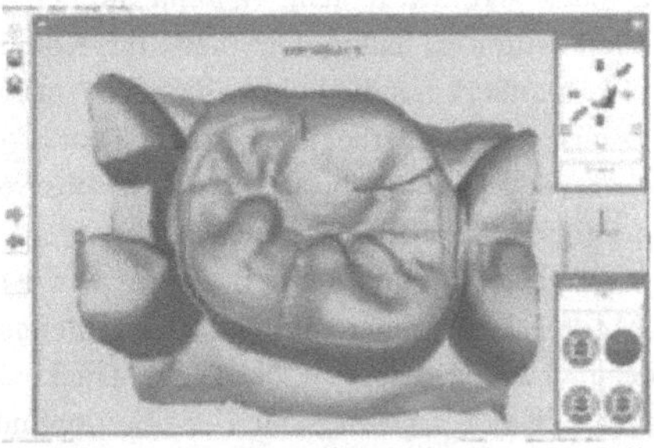

Abbildung 18: Virtuelles Okklusionsmodell

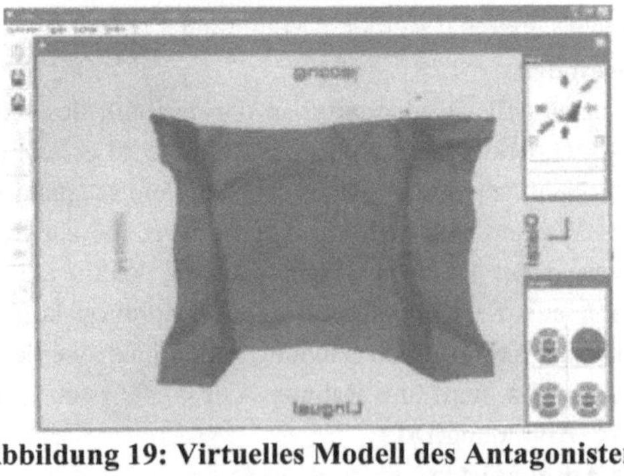

Abbildung 19: Virtuelles Modell des Antagonisten

Herstellung von provisorischen Versorgungen - indirekte Technik:

Je nach klinischer Situation gibt es die folgenden 3 Möglichkeiten:

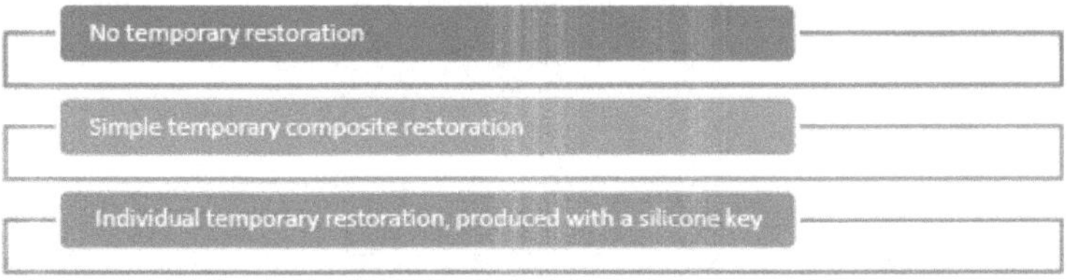

Keine vorübergehende Wiederherstellung:

1. Bei einer geringen Präparationstiefe kann auf eine provisorische Versorgung verzichtet werden. Provisorische Zemente sind nur schwer von der Oberfläche zu entfernen und können die Haftung der endgültigen Restauration beeinträchtigen.
2. Für die direkte Modellierung von direkten Kompositverblendungen auf dem Zahn und die punktuelle adhäsive Befestigung kann ein Mikrofüller-Komposit (z.B. Filtek A110 oder Silux Z250 oder Filtec Suprem Plus, 3MEspe; Tetric, Ivoclar Vivadent; Durafill VS, Heraeus Kulzer; usw.) verwendet werden. [Abbildung:20]
3. Ein transparentes Tiefziehmaterial eignet sich auch für die Herstellung von provisorischen Versorgungen

- Form und Textur der diagnostischen Wachsaufstellung können präzise auf die Präparation übertragen werden.
- Das weiche Gewebe wird geschützt.
- Es können beliebig viele Provisorien angefertigt werden (z.B. bei Verlust eines Provisoriums).
- Der Herstellungsprozess ist einfach und erfordert wenig Zeit.

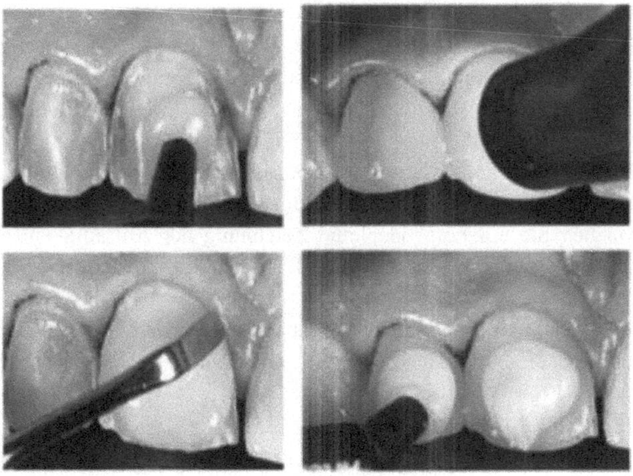

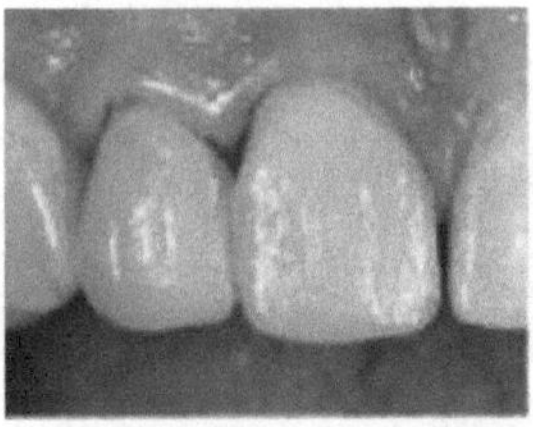

Abbildung 20: Herstellung von provisorischen Versorgungen

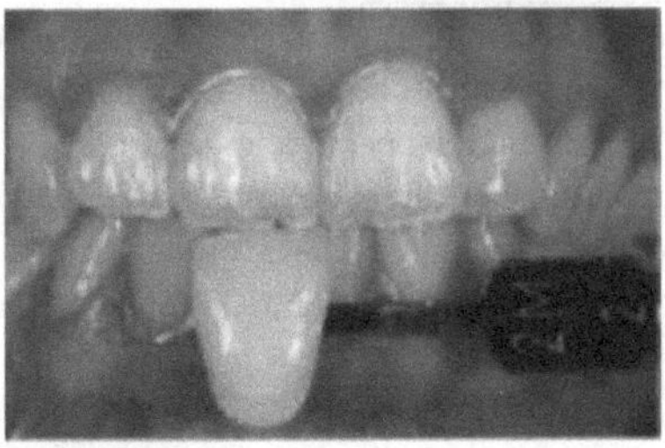

Abbildung 21: Auswahl des Farbtons

Kommunikation mit dem Labor/Techniker:

- Fotos der präparierten Zähne
- Bestimmung der Opazität der Keramik
- Bestimmung des Farbtons und der Art der Kennzeichnung [Abbildung 21]
- Beschreibung der Verblendlänge (Silikonschlüssel) und der Präparationsgrenzen (Kennzeichnung auf dem Modell)
- Beschreibung der Oberflächenanatomie (Textur)

1. Machen Sie ein Foto des zu präparierenden Zahns mit einem Farbmuster als Referenz. Digitalkameras sind perfekt geeignet und vereinfachen die Kommunikation mit dem Labor.
2. Bestimmen Sie die gewünschte Opazität der Keramik. Sie wird durch die Farbe des zu präparierenden Zahns bestimmt.
3. Informieren Sie das Labor über die Farbe, die Sie für die endgültige Restauration (Veneer) gewählt haben. Vergessen Sie nicht, auch den Farbton der präparierten Zähne zu beschreiben. Machen Sie ein Foto oder eine Zeichnung der Auffälligkeiten wie verfärbte Stellen. Digitale Messsysteme (z.B. VITA Easy shade) können die Farbabstimmung unterstützen (Abbildung 21).
4. Beschreiben Sie die Länge und Lage des Präparationsrandes.
5. Beschreiben Sie die Oberflächenstruktur und andere charakteristische anatomische Merkmale.

Modellherstellung - Indirekte Technik:

- Alle Steine vom Typ IV sind für die Modellherstellung geeignet. Bei Verwendung der CEREC-Kamera oder des Laserscanners des inLab-Systems muss ein kontraststeigerndes Mittel (VITA CEREC POWDER oder Scan Spray, Dentaco) auf die Präparation aufgetragen werden. [Abbildung:22a, b]
- Speziell für den Einsatz in der CAD/CAM-Technologie wurde der CAM-Base Superhartgips (Dentona) entwickelt. Dank seiner optischen Eigenschaften entfällt die Oberflächenbeschichtung mit CEREC POWDER.

• Fixieren und richten Sie das Scanmodell im CEREC-Scanhalter aus. Master und Scanmodell **nicht** ausblocken. **Keine** Distanzlacke verwenden! [Abbildung 22c, d]
• Das Scanmodell wird in das CEREC-Schleifgerät eingesetzt und mit der Schraube fixiert. In einem zweiten Arbeitsgang wird das Wax-up (Okklusion) gescannt [Abbildung 22 e].

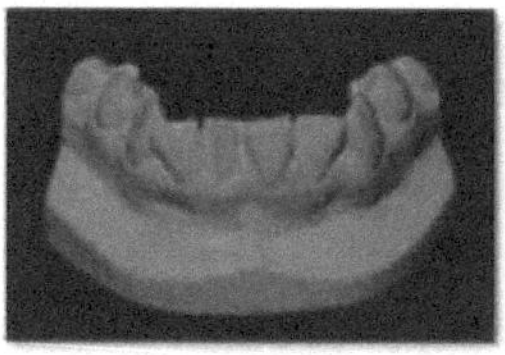
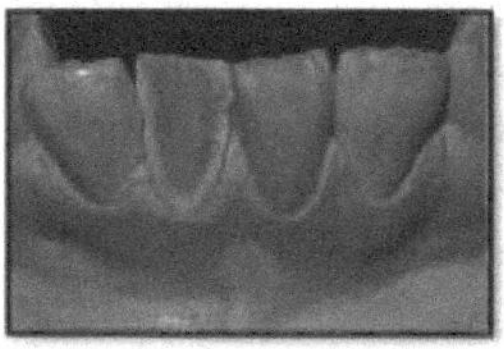

(a) Alle Steine des Typs IV eignen sich für die Herstellung von Modellen.
(b) Für den speziellen Einsatz in der CAD/CAM-Technologie wurde der Superhartgips CAM-Base (Dentona) entwickelt.

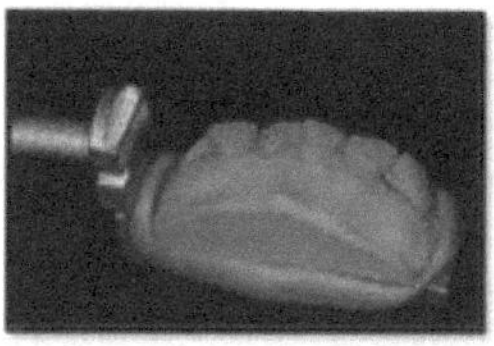
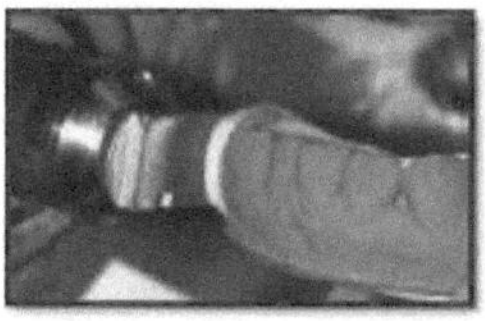

(C) Fixieren des Scanmodells auf dem Halter (d) Einsetzen des Scanmodells in die Schleifvorrichtung

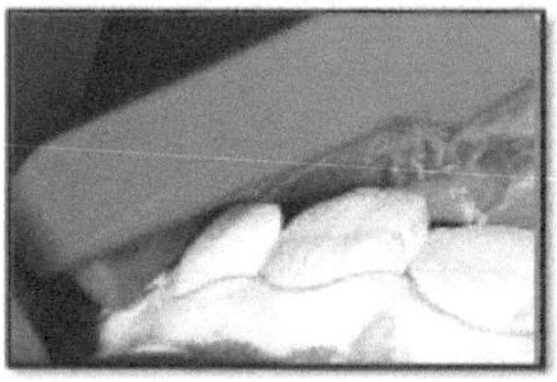

(e) Optischer Abdruck mit einer CEREC 3 Kamera

3 Kameras

Abbildung 22: Modellherstellung für die indirekte Technik mit CAD/CAM

Direkte Technik

Bei der direkten Technik sind keine provisorischen Versorgungen erforderlich.
Der optische Abdruck (digitale Aufnahme) wird mit der CEREC 3-Kamera erstellt.

Computergestützter Entwurf - direkte und indirekte Methode

Entwurf der Restaurierung: Die vorgeschlagene Restauration wird durch das Aufzeichnen von Rahmenlinien auf dem optischen Abdruck (Standbild), der auf den Bildschirm projiziert wird, entworfen. Mit Hilfe eines Cursors, der durch eine rückwärtsgerichtete Maus auf der Oberseite des Geräts gesteuert wird, werden die Grenzen definiert, ausgehend vom Zahnfleischrand und entlang der inneren Linienwinkel an Zwischenpositionen, die dem Computer befohlen werden, der eine durchgehende Linie durch alle platzierten Punkte zieht und sie auf dem Bildschirm anzeigt. Der Bediener kann das Muster zu jedem Zeitpunkt des Verfahrens sorgfältig prüfen, bearbeiten und, falls erforderlich, sogar ändern.
Nachdem die Ränder, Wände, die proximale Kontur und der Kontakt sowie die Lage der Randleisten festgelegt sind, kann der elektronisch konstruierte Restaurationsvorschlag als

dreidimensionales Modell auf dem Monitor betrachtet und automatisch auf der Programmdiskette gespeichert werden.
Die beiden Scanvorgänge dauern ca. 22 Minuten (18 Minuten
für die Vorbereitung und 4 Minuten für die Okklusion). In dieser Zeit wird das Modell aus drei verschiedenen Blickwinkeln aufgenommen.
Die gescannten Daten werden auf dem Monitor als Kontrastbilder in
Der Katalog der CEREC 3D-Software.
Der obere Screenshot zeigt drei Fotos der Präparation und der untere drei Fotos der Okklusion aus verschiedenen Blickwinkeln.

SCHEMATISCHE DARSTELLUNG DER VERSCHIEDENEN SCHRITTE BEI CAD/CAM-RESTAURIERUNG

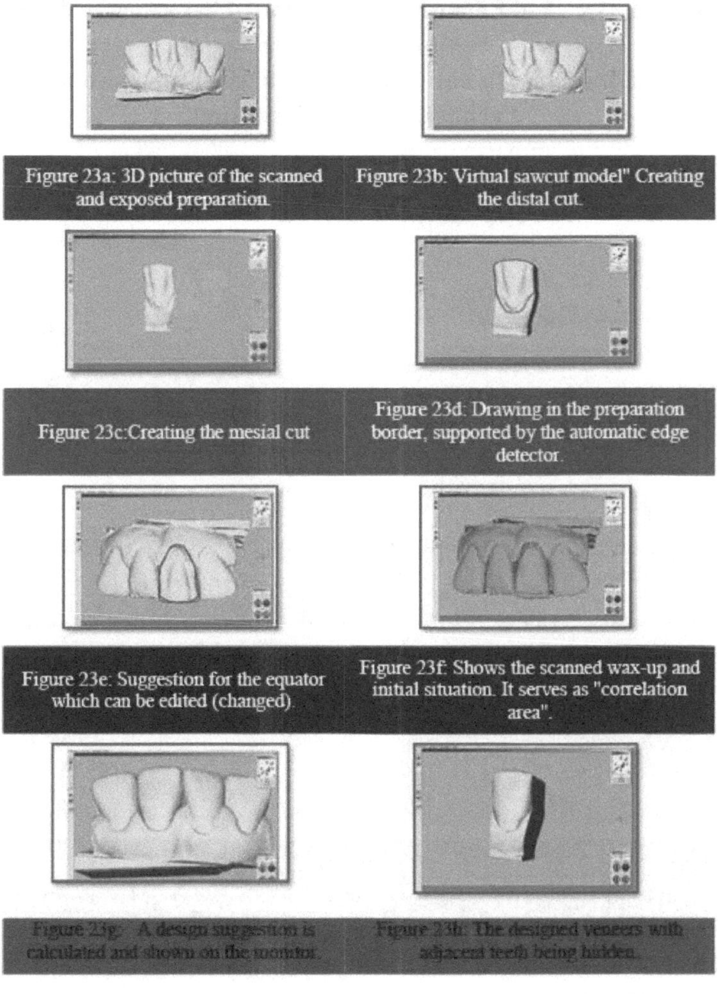

Abbildung 23a: 3D-Bild der gescannten und belichteten Präparation.
Abbildung 23b: Virtuelles Sägeschnittmodell" Erstellen des distalen Schnitts.
Abbildung 23c: Anlegen des mesialen Schnitts Abbildung 23d: Einzeichnen der Präparationsgrenze, unterstützt durch den automatischen Kantendetektor.
Abbildung 23e: Vorschlag für den Äquator, der bearbeitet (geändert)

werden kann.

Abbildung 23f: Zeigt das gescannte Wax-up und die Ausgangssituation. Sie dient als "Korrelationsfläche".

Abbildung 23g: Ein Entwurfsvorschlag wird berechnet und auf dem Monitor angezeigt.

Abbildung 23h: Die entworfenen Verblendschalen, wobei die Nachbarzähne verdeckt sind.

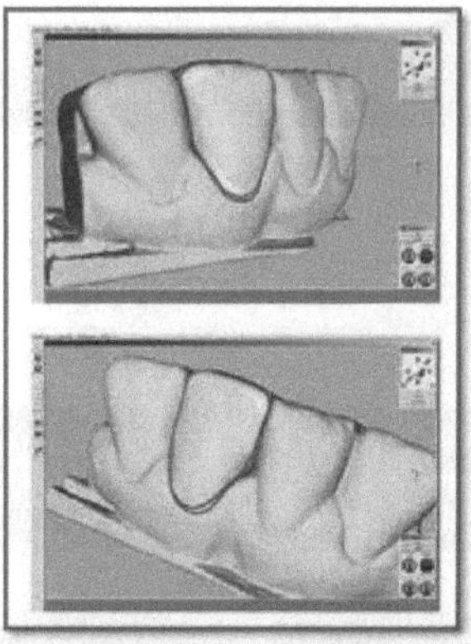

Figure 24a: "Scale tool": This tool allows enlarging or reducing highlighted areas (e.g. approximal contact)

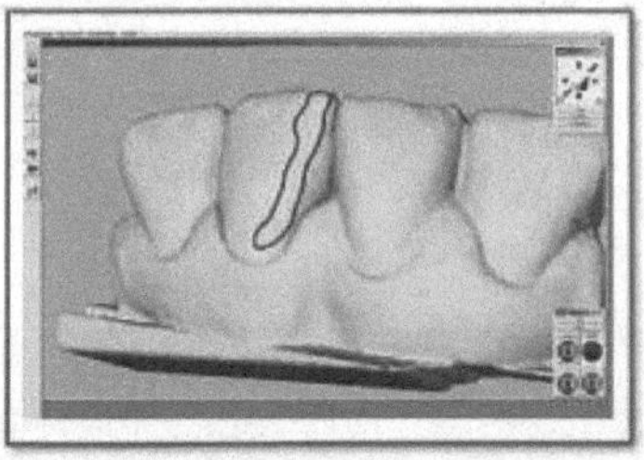

Figure 24b: "Shape tool": This tool is used to highlight and modify lines or surfaces

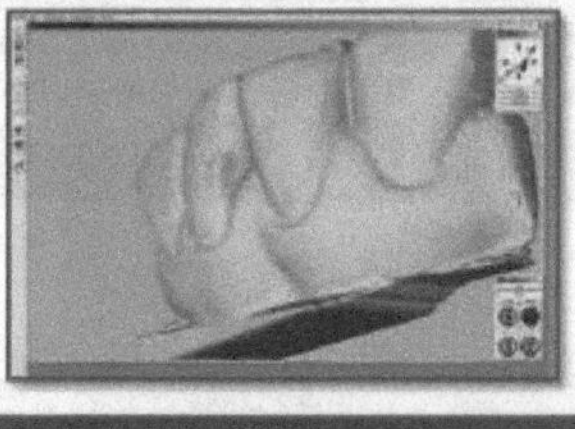

Figure 24c: **"Drop Tool":** This tool corresponds to a virtual "drop of Wax" which can be applied or removed.

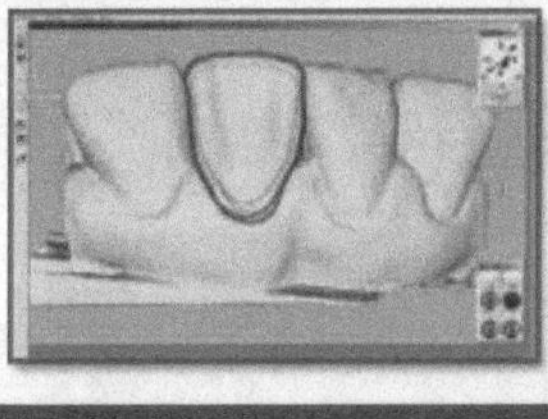

Figure 24d: Edit Tool": Semi-transparent view of the design is also possible for enhanced visualization. These tools allow the ability to individually modify surfaces and lines within the 3D design.

Abbildung 24a: "Skalierungswerkzeug": Dieses Werkzeug ermöglicht das Vergrößern oder Verkleinern von hervorgehobenen Bereichen (z. B. approximaler Kontakt)

Abbildung 24b: "Formwerkzeug": Dieses Werkzeug wird verwendet, um Linien oder Flächen zu markieren und zu verändern

Abbildung 24c: "Tropfen-Werkzeug": Dieses Werkzeug entspricht einem virtuellen "Wachs-Tropfen", der aufgetragen oder entfernt werden kann.

Abbildung 24d: Werkzeug bearbeiten": Zur besseren Visualisierung ist

auch eine halbtransparente Ansicht der Konstruktion möglich. Mit diesen Werkzeugen lassen sich Flächen und Linien innerhalb der 3D-Konstruktion individuell verändern.

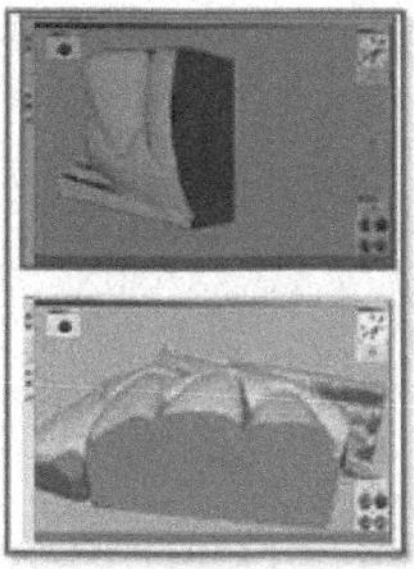

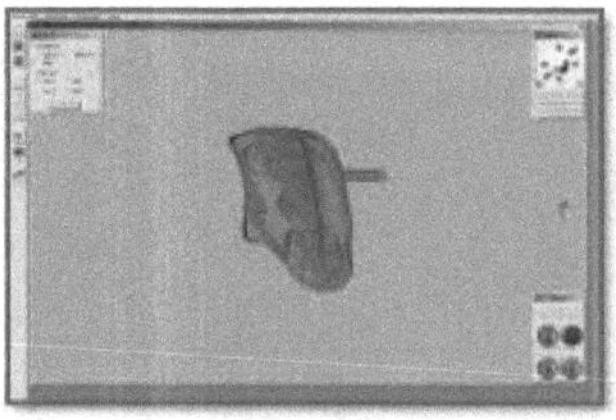

Figure 24e: Cut Window": In the cut window you can easily move through the restoration (similar to a tomogram). Areas which are too thin can be perfectly recognized.

Figure 24f: "Milling preview": Provides a preview of the milling result. The difference between the standard and the "Endo" mode can be clearly recognized.

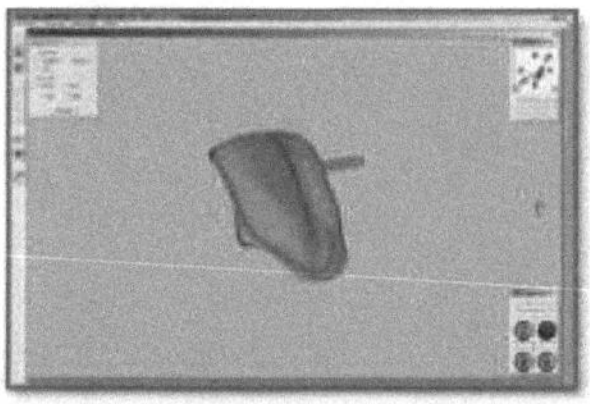

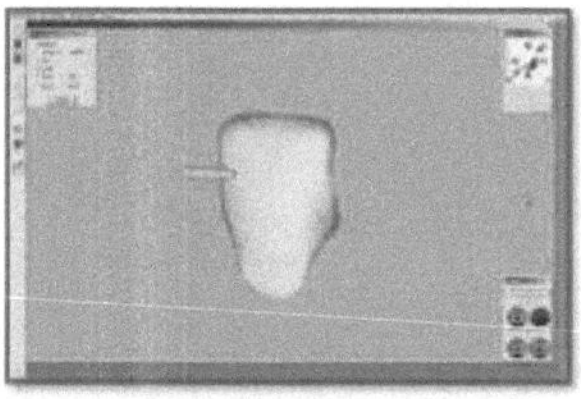

Figure 24g: In the "Endo" mode the inner surface is additionally milled with the conical diamond tool. The bearing area will then be finer.

Abbildung 24e: Fenster "Schneiden": Im Schnittfenster können Sie sich einfach durch die Restauration bewegen (ähnlich wie in einem Tomogramm). Zu dünne Bereiche können perfekt erkannt werden.
Abbildung 24f: "Fräsvorschau": Zeigt eine Vorschau auf das Fräsergebnis. Der Unterschied zwischen dem Standard- und dem "Endo"-Modus ist deutlich zu erkennen.
Abbildung 24g: Im "Endo"-Modus wird die Innenfläche zusätzlich mit dem konischen Diamantwerkzeug gefräst. Die Auflagefläche ist dann feiner.

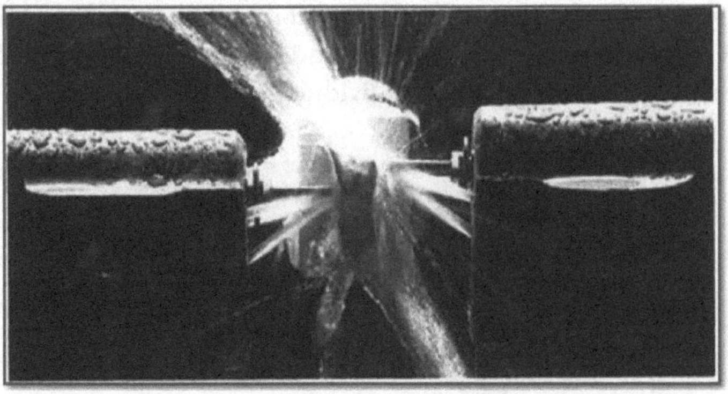

Abbildung 25: Schleifen einer Restauration mit einer Diamantscheibe

Fräsen des Keramikblocks

Die Restauration wird mit einer Diamantscheibe aus einem vorgefertigten und standardisierten Keramikblock in der Schleifkammer der CAM-Einheit geschliffen (4-7 Minuten). [Abbildung 42]. Werkseitig standardisierte, vorgeformte Dentalkeramikblöcke sind homogen und nahezu porenfrei (Vita Cerec Blöcke, Dicor Cerec Blöcke).

Ein Pumpensystem mit angeschlossenem Wassertank am Boden des mobilen Wagens hält den für die hydraulisch angetriebene Wasserturbine in der Fräskammer erforderlichen Wasserdruck aufrecht. Während des Fräsens werden etwa 5 Liter Wasser intern umgewälzt, so dass keine externe Wasserzufuhr und -ableitung erforderlich ist. Das Wasserreservoirsystem enthält auch einen mikroporösen Filter, der die von der Scheibe gelösten Diamantpartikel auffängt und für eine spätere Rückgewinnung bereithält. [Abbildung 25]

Verfahren im Detail

- Der passende Keramikblock wird aus einer Serie von verschiedenen Größen und Farben ausgewählt.
- Der Keramikblock wird auf einen Metallstumpf (Halter) montiert, in die Schleifeinheit eingesetzt und der Schleifvorgang eingeleitet.
- Das Schleifen der keramischen Restauration erfolgt mit einer diamantbeschichteten Scheibe/Rad
in Verbindung mit einem Hochgeschwindigkeits-Wassersprühstrahl, der die Frässcheibe gleichzeitig kühlt und reinigt.
- Die Restauration wird von den mesialen bis zu den distalen Approximalflächen geschliffen, wobei sich der Block um seine zentrale Achse dreht und während des Schleifvorgangs stetig vorwärts bewegt wird. Darüber hinaus rotiert das Diamantrad nicht nur, sondern bewegt sich auch auf und ab über den zu schleifenden Keramikblock.
- Für das Schleifen einer Keramikrestauration ist eine Reihe von Schritten oder Schnitten (200-400) erforderlich.
- Am Ende des Schleifvorgangs fällt die fertige Restauration auf den Boden der Kammer, von wo aus sie leicht entnommen werden kann.

Das mit dem Fräsvorgang verbundene Computerprogramm hat weitere interessante Funktionen wie z.B.:

- Vor dem Schleifvorgang zeigt der Bildschirm die Abmessungen der Restauration von einer Approximalfläche zur anderen in $1/900^{th}$mm an.
- Während des Fräsvorgangs informiert der Bildschirm den Bediener kontinuierlich über den Grad der Fertigstellung.
- Eine kontinuierliche Anzeige gibt Aufschluss über die Schnittleistung der Diamantscheibe und damit über den voraussichtlichen Austauschbedarf.

BEIZEN UND GLASIEREN:

- Unter bestimmten Umständen kann es notwendig und/oder sinnvoll sein, die CEREC-Restaurationen "einzubürgern". Dies kann erreicht werden, indem die Restauration mit Malfarbe eingefärbt und anschließend im Ofen gebrannt (glasiert) wird.
- Mit dem Miniglasurofen von Ney steht ein einfacher, manueller und preiswerter Stuhlofen für dieses Verfahren zur Verfügung.
- Für die Zugabe von Porzellan wird ein teurerer (und automatischer) Vakuumofen wie der Vita Vacumat 30 benötigt, den die Labore verwenden.

VITA MARK II BEIZEN UND GLASIEREN:

- Mark II Vitablocs verwenden die Akzent- oder normale Vita-Farbpaste
- Mark II Vitablocs glasieren selbst bei 1200° F

VITABLOCS-BRENNZYKLUS:

- Trocken 600° C
- Erhöhen 930°C
- 1 Minute lang halten
- Zum Beizen und Glasieren kann ein Nicht-Vakuum-Ofen verwendet werden. Wenn jedoch jetzt oder in Zukunft Porzellan hinzugefügt werden soll, wird ein Vakuumofen benötigt. Das Vakuum ist für Schichtungen und transluzente Effekte erforderlich.
- Für die Schichtung können alle Vita alpha Porzellane mit Mark II Vitablocs verwendet werden.

IVOCLAR PROCAD FÄRBUNG & VERGLASUNG:

- ProCAD (muss Kronen glasieren - um 200 MPa zu erhalten)
- ProCAD - kann Farbtöne ändern (100 bis 500) und dann Flecken hinzufügen (Schattierungspaste)

ProCAD-Brennzyklus:

- Trocken 400°C

Erhöhen780°C

- 2 Minuten lang halten

- Zum Beizen und Glasieren kann ein Nicht-Vakuum-Ofen verwendet werden. Aber, wenn Porzellan ist. solljetzt oder in Zukunft hinzugefügt werden , dann wird ein Vakuumofen benötigt. Das Vakuum ist notwendig für Schichtungen und transluzente Effekte.

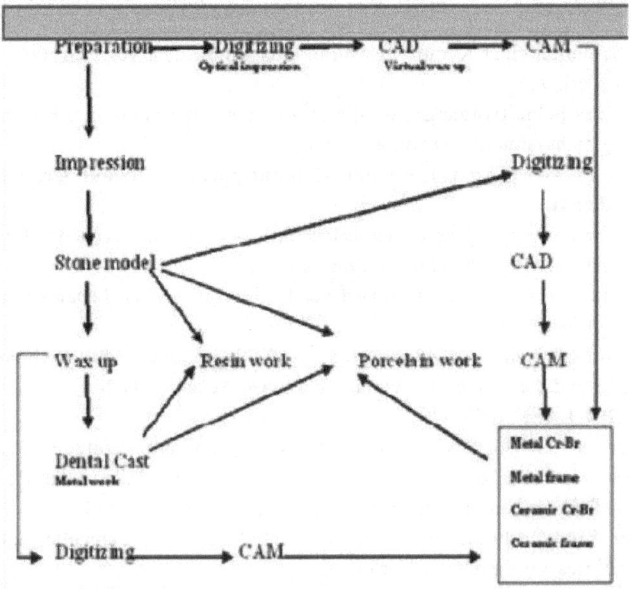

ZEMENTIERUNG DER RESTAURATION:

Der schwächste Teil der CEREC-Restaurationen und der Befestigungsmittelschicht ist der

freiliegende Rand. Der Langzeiterfolg der Restaurationen hängt vor allem vom Erfolg des Befestigungsmaterials ab, das eine geringe Schrumpfungsrate, hohe Verschleißfestigkeit, Haftung an der Zahnsubstanz und der Keramik, Polierbarkeit und Farbstabilität aufweisen muss. Das Zementierungsverfahren von metallfreiem festsitzendem Zahnersatz weist besondere Eigenschaften der Keramik und des Befestigungsmittels auf, die eine korrekte Verbindung zwischen diesen Materialien erforderlich machen.
Die Internationale Standardisierungsorganisation (ISO) hat drei Klassifizierungen für die Verwendung von Zahnzementen festgelegt:
I. Anwendungen für die Verlegung
II. Restauratorische Anwendungen
III. Liner- oder Base-Anwendungen.
Einige Zementarten werden in mehr als einer dieser drei Klassifizierungen angeboten. Die Auswahl von Zementen für bestimmte Anwendungen erfordert Kenntnisse über die chemischen und physikalischen Eigenschaften des jeweiligen Zementtyps.
Im Folgenden finden Sie Beispiele für die Verwendung verschiedener Zementsorten.
Die für die Befestigung hauptsächlich verwendeten Zementsysteme umfassen: Zinkphosphat, Zinkpolycarboxylat, Polyalkenoat (Glas-Ionomer), Harzzement (insbesondere kieferorthopädische Geräte), harzgefüllter Zement, Harz-Ionomer-Zement (harzmodifiziertes Ionomer).
Zement für die provisorische Befestigung oder provisorische Restauration*:* Zinkoxid-Eugenol, Zinkoxid EBA (Ethoxybenzoesäure).
Zellstoffabdeckung und thermisch isolierende Basis: Calciumhydroxid, Zinkoxid-Eugenol.
Hohlraumauskleidungen und Basen: Glasionomer und harzmodifiziertes Glasionomer, Polycarboxylat, Zinkoxid-Eugenol.
Zementierung von Veneers und Komposit-Inlays*:* Kunststoffzemente.
Wurzelkanalversiegelung und Parodontalbehandlung: Zinkoxid-Eugenol.
Kernaufbau unter einer Kronen- oder Brückenpräparation: Metallmodifiziertes Glas-Ionomer.

Tabelle 2

Einige Handelsnamen verschiedener in der Praxis gebräuchlicher Zahnzemente

Glas **Ionomer**	**Harz Geändert Ionomer**	**Kunstharzzement K nicht isch gehärtet**	**Zweifach ausgehärteter Kunstharz**	**Zinc Phosphat**	**Zink Poly-** ohrboiylat	**ZinkoxidEugenol**
Fuji (GC)	Vorschuss (Caulk)	Panavia 21 (J. Morita)	Resinotner (Bisco)	Tenacie (Dichtungs	Ekirelon **(ESPE)**	Tern-Bond (Kerr)
Ketac-Cem (BWS)	Ältr einer Luting (3M)	Clearfil CR Einlage (J. Morita)	durchsetzen. (Dentsply)	Fleck's (Mizzv)	Tylok Plus (Dichtungsmasse)	Fynal **(Dichtung)**

Die richtige Wahl des Befestigungsmaterials ist von entscheidender Bedeutung für die Langlebigkeit von Zahnersatzmaterialien. Konventionelle Zemente sind vorteilhaft, wenn eine gute Druckfestigkeit, eine gute Filmdicke und Wasserlösungsbeständigkeit erforderlich sind. Sie erfordern jedoch eine ideale Präparation und sind nicht säurelösungsbeständig. Konventionelle Zemente sind für Porzellane geeignet, die nicht mit Säure geätzt werden können. . Es hat sich gezeigt, dass dualhärtende Kompositmaterialien für die Befestigung von Keramikinlays bevorzugt werden, da sie vollständig aushärten und im Vergleich zu GIC eine größere Beständigkeit gegenüber okklusalen Belastungen aufweisen. Die abschließende Glättung erfolgt mit einer Polierpaste, die mit einem Gummikelch aufgetragen wird. Kunststoffzemente sind die erste Wahl für die metallfreie Zementierung von Restaurationen, da sie bessere physikalische Eigenschaften und eine bessere Ästhetik aufweisen als herkömmliche Mittel. [35]

Technik zur Manipulation von Dual Cured Resin Cement

Schritt 1 - Ätzmittel:

- Ätzmittel (Beispiel: 3M™ Scotchbond™) auf Schmelz und Dentin auftragen - 15 Sekunden warten.
- 10 Sekunden lang ausspülen.
- **Tupfen Sie überschüssiges Wasser ab, so dass der Zahn feucht bleibt.***
- Zum Abklopfen kann ein feuchtes Wattepellet verwendet werden. [Abbildung:26a]

Schritt 2 - Klebstoff:

- Tragen Sie 2 aufeinanderfolgende Schichten Adhäsiv (Beispiel: 3M™ Single Bond Adhäsiv) auf Schmelz und Dentin auf.
- 5 Sekunden lang trocknen.

(Vermeiden Sie überschüssigen Klebstoff auf allen vorbereiteten Oberflächen)

Schritt 3 - Lichthärtung:

- Lichthärtung für 10 Sekunden pro Klebefläche. [Abbildung: 26b]

Schritt 4 - Vorbereitung der Klebefläche:

- Aufrauen der Klebeflächen von indirekten Kompositkronen mit Luftabrasion oder Diamant.
- Tragen Sie 3M™ RelyX™ Keramikgrundierung (#2721) auf geätztes Porzellan und aufgeraute Metalloberflächen auf.
- 5 Sekunden lang trocknen.

Schritt 5 - Zement auftragen:

- Den Zement auf einen Mischblock geben und 10 Sekunden lang mischen.
- Tragen Sie eine dünne Schicht Zement auf die Klebefläche der Krone auf (Abbildung 26c).

Schritt 6 - Platzierung:

- Setzen Sie die Krone langsam auf.
- Entfernen Sie überschüssigen Zement etwa 3-5 Minuten nach dem Einsetzen. Optional: Wenn überschüssiger Zement unmittelbar nach dem Einsetzen entfernt wird, härten Sie die Ränder nach dem Reinigen 40 Sekunden lang mit Licht aus. [Abbildung 26d, e]

Schritt 7 - Lichthärtung:

- Nach dem Einsetzen der Krone können die Ränder 40 Sekunden lang lichtgehärtet werden oder
- 10 Minuten lang selbst aushärten lassen.
- Hinweis: Bei Porzellan- und vorgehärteten Kompositkronen müssen die Ränder lichtgehärtet werden.
- 40 Sekunden lang. [Abbildung 26f]

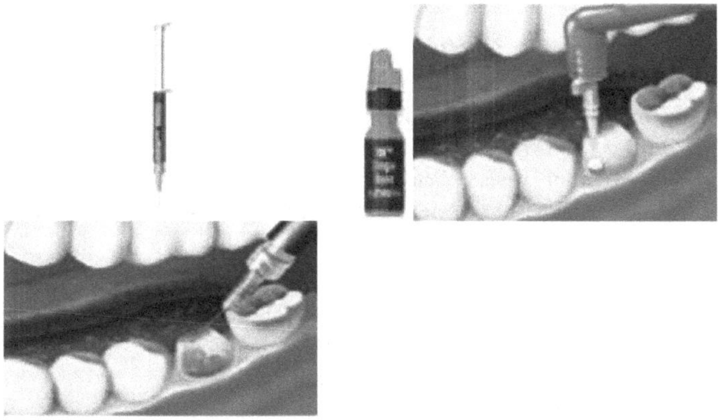

(A) Auftragen des Ätzmittels auf die Zahnoberfläche (B) Auftragen von zwei Schichten Klebstoff auf die Zahnoberfläche

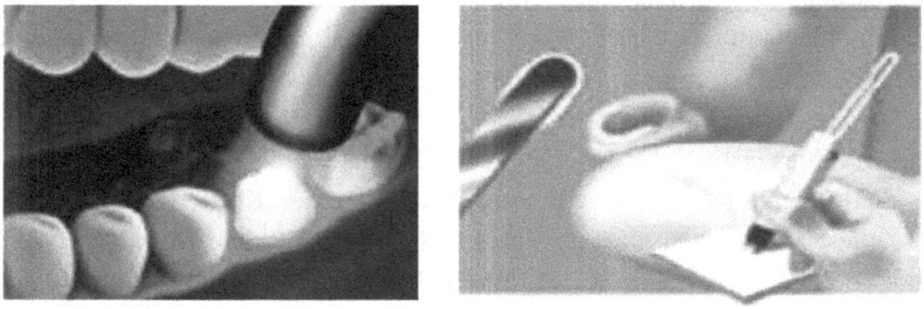

(C)Lichthärtung für 15 Sekunden (D)Auftragen von Zement

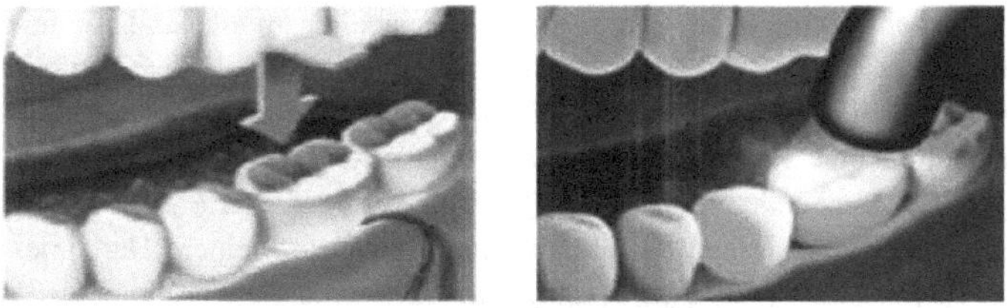

(E)Abbildung 26e: (F)Lichthärtung der Restauration
Abbildung 26: Zementierung der Restauration

KAPITEL 5

DISKUSSION ÜBER VERSCHIEDENE CAD/CAM-MASCHINEN

CEREC

Das CEREC-System (Ceramic Reconstruction) (Siemen/sirna corp.) wurde ursprünglich von der Brains A.G. in der Schweiz entwickelt und 1986 zum ersten Mal vorgeführt, war aber schon seit 1980 wiederholt beschrieben worden. Es wurde als *CEREC CAD/CAM-System* bezeichnet, in Westdeutschland hergestellt und von der Siemens-Gruppe vermarktet.

Es besteht aus:

- Eine 3-D-Videokamera (Scankopf)
- Ein elektronischer Bildprozessor (Videoprozessor) mit Speichereinheit (Konturspeicher)
- Ein digitaler Prozessor (Computer), an den angeschlossen wird,
- Eine Miniatur-Fräsmaschine (3-Achsen-Maschine)

Die EVOLUTION des CEREC-Systems

Die Aufgabe, einen technischen Prozess von der Datenerfassung bis zur fertigen Restauration in einer zahnärztlichen Anwendung zu gestalten, faszinierte Dr. Brandestini und Prof. Dr. Werner Moermann und sie sahen eine neue restaurative Welt vor ihren geistigen Augen entstehen. Sie entdeckten das CEREC-System und ihre Bemühungen führten schließlich zur Evolution des CEREC-Systems.

Formschleifen von Dentalkeramiken.

Zahnkeramik erschien ästhetisch ansprechender und haltbarer als Komposit auf Harzbasis. Die ersten Schleifversuche mit einem einfachen Gerät an Körpern aus Feldspatkeramik zeigten, dass dieses Material mit einer Schleifscheibe in wenigen Minuten entfernt werden konnte, ohne den Rest der Masse zu beschädigen (Abbildung 27A). CEREC 1-Gerät (Abbildungen 27B, 27C und 27D). Bei dieser Anordnung konnten wir den Keramikblock auf dem Blockträger mit einer Spindel drehen und gegen die Schleifscheibe vorschieben, die bei jedem Vorschubschritt eine neue Kontur mit unterschiedlichem Abstand zur Inlayachse aus der Vollkeramik schleifte. CEREC 2 war mit einem zusätzlichen Zylinderdiamanten ausgestattet, der das Formschleifen von Teil- und Vollkronen ermöglichte (Abbildung 27E). CEREC 3 übersprang das Rad und führte das Zweischleifersystem ein
(Abbildung 27F). Der 2006 eingeführte "Stufenfräser" reduzierte den Durchmesser des oberen Drittels des zylindrischen Fräsers auf eine Spitze mit kleinem Durchmesser, die ein hochpräzises Formschleifen mit angemessener Standzeit ermöglicht (Abbildung 27G).

<u>Mündliche Kamera:</u>

Die sofortige dreidimensionale Vermessung von Zahnpräparationen mit einer oralen Kamera muss es ermöglichen, die orale Kamera wie das für die Präparation verwendete Handstück zu handhaben. Der Zahnarzt würde den Blickwinkel der oralen Kamera für den Scan entsprechend der Einschubachse der Präparation ausrichten (Abbildungen 28A, B und C), analog zum Handstück, das für die Präparation verwendet wird, und würde dies überprüfen, während er das Monitorbild des Geräts beobachtet. Er stabilisiert die Kamera, indem er sie auf den Zähnen des Patienten abstützt. Er löst den dreidimensionalen Scanvorgang aus, sobald die Blickrichtung mit der Einschubachse übereinstimmt. Dies beruht auf der Erkenntnis, dass die Ansicht der Präparation in Richtung der Einschubachse es ermöglicht, alle für die Gestaltung von Inlays oder Kronen erforderlichen räumlichen Informationen mit einem einzigen Scan zu erfassen. Wir nannten dieses Verfahren den "optischen Abdruck". Das Verfahren ist bis heute im Wesentlichen unverändert geblieben.

Hardware-Entwicklung und Namensgebung: Auf die Abkürzung CEREC, für "computer-assisted CERamic REConstruction". Dr. Brandestini entwarf das erste Design für das CEREC 1-Gerät und für die orale Kamera. Er hatte schnell eine klare Vorstellung von der Datenerfassung und -verarbeitung. Unter baute er die zugehörige Computer- und Videoplatine sowie den gesamten Prototyp des CEREC 1-Gerätes. Die Geräte CEREC 2 und 3 sowie der CEREC inLab und der extraorale Scanner (inEOS) und die dazugehörigen Softwareversionen wurden von CEREC-Teams bei Siemens und Sirona (Bensheim, Deutschland) entwickelt.

DIE ENTWICKLUNG DER CEREC-SOFTWARE

Das Grundlayout der Konstruktionssoftware ergab sich aus der Anforderung, den Kavitätenboden zu markieren, die approximalen Kontaktlinien einzugeben, die proximalen und okklusalen Kavitätenränder zu finden, die Bodendaten anzupassen und die approximalen und okklusalen Flächen aufzubauen. Dr. Ferru programmierte alles nach seinen Anweisungen, und so entstand das CEREC 1-Betriebssystem (Abbildung 29A). Um den Prozess zu vereinfachen und das System zum Laufen zu bringen, wurde das System so programmiert, dass es die Okklusalfläche der Keramikinlays zunächst mittels
die geradlinige Verbindung der gegenüberliegenden Kavitätenrandpunkte. (Es war Sache des Zahnarztes, die okklusale Anatomie und die okklusalen Kontakte manuell mit feinen Diamanten zu entwickeln.) Das CEREC-Team von Siemens entwickelte die Software CEREC 2, die es dem Anwender ermöglichte, Vollkronen herzustellen. Sie stellte das Design der Okklusion in drei Modi vor: Extrapolation, Korrelation und Funktion. Die Konstruktion wurde jedoch weiterhin zweidimensional dargestellt (Abbildung 29B).

Die dreidimensionale virtuelle Darstellung der Präparation, des Antagonisten und der funktionellen Registrierung wurde mit der Einführung der dreidimensionalen Version der Software im Jahr 2003 verfügbar (Abbildung 29C). Die dreidimensionale CEREC-Software ist wesentlich anschaulicher als die Vorgängerversionen und macht die Handhabung des Systems intuitiv und einfach.

Die Versionen 2005 und 2006 beinhalten die automatische Anpassung einer ausgewählten digitalen Vollkronenanatomie an die individuelle Präparation, an die Approximalkontakte und an die Okklusion (eine Funktion, die als "Antagonistenwerkzeug" bezeichnet wird). Die automatischen Funktionen "Kronenanpassung", "Höckeranpassung" und "virtuelles Schleifen" bieten dem Zahnarzt eine vorhersehbare Methode zur Kontrolle der vertikalen Dimension des Restaurationsentwurfs, bevor er die Restauration bearbeitet.[36]

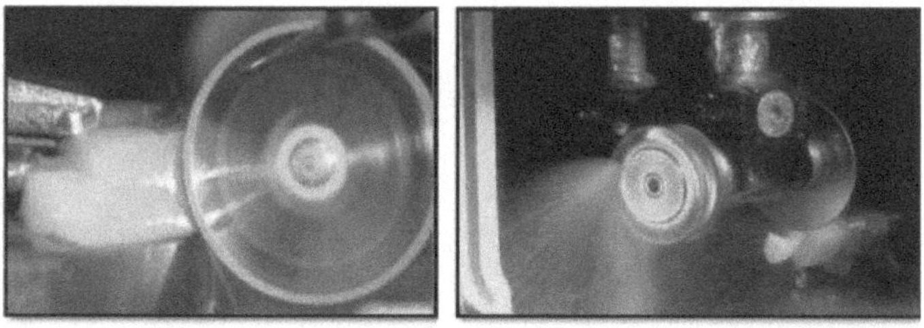

(A) (B)

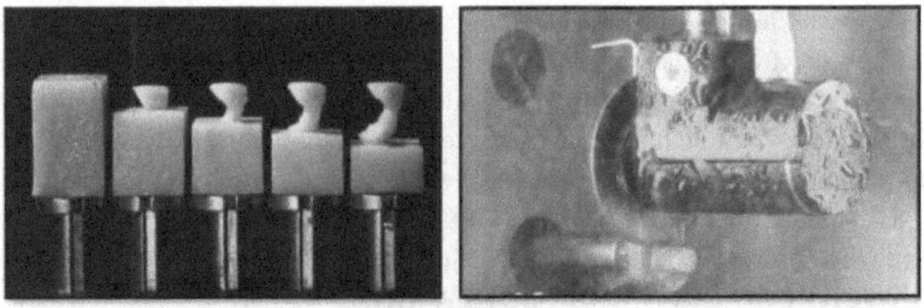

(C) (D)

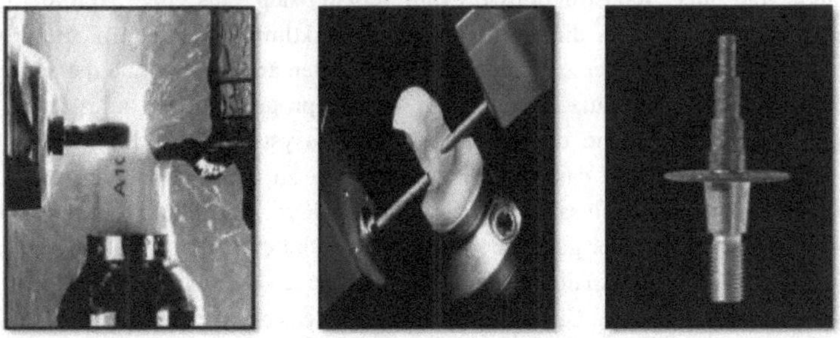

(E) (F)(G)

Abbildung 27: CEREC (Sirona Dental Systems GmbH, Bensheim, Deutschland) Formschleifentwicklung: feldspathaltige Blockkeramik. A. Grundschleifversuch mit diamantbeschichteter Scheibe. B. CEREC 1: Wasserturbinenantrieb. C. CEREC 1: Inlay, das aus einem Block entsteht. D. CEREC 1: E-Antrieb. E. CEREC 2: zylindrischer Diamantschleifer und Scheibe. F. CEREC 3: Zylindrischer Diamant und kegelförmige Fräser. G. 2006 wurde der Zylinderdiamant durch einen "Stufenbohrer" ersetzt.

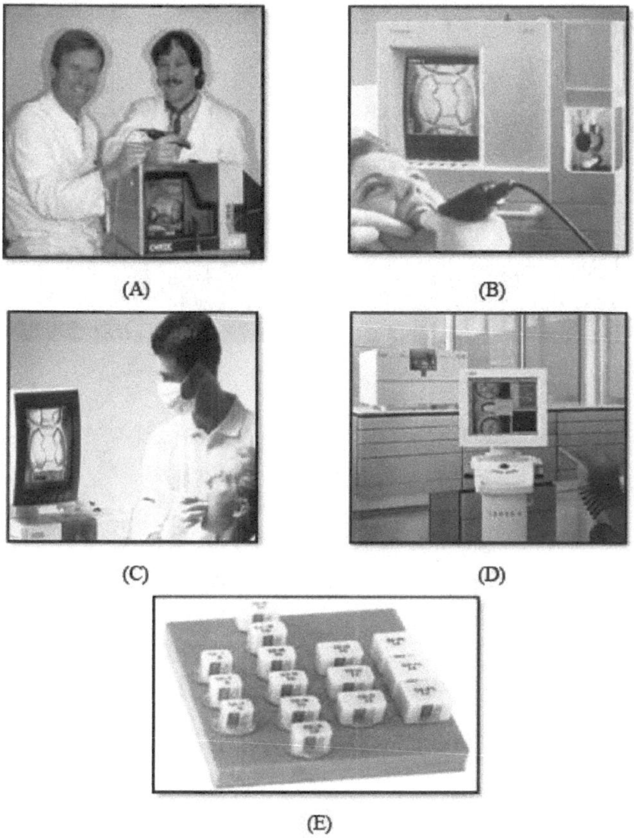

Abbildung 28: Entwicklung der CEREC-Hardware. **A.** 1985: Der Prototyp von CEREC 1, die "Zitrone", mit Dr. Werner Mörmann (links) und MarcoBrandestini, Dr. sc. techn.ETHZ. **B.** 1991: CEREC 1, modifiziert von Siemens (München) mit E-Antrieb und CEREC Operating System 2.0.**C.** 1994: CEREC 2, mit einer verbesserten dreidimensionalen Kamera. **D.** 2000: CEREC 3, mit getrennten Aufnahme-/Konstruktions- und Bearbeitungseinheiten. **E** CEREC-Blöcke für CAD/CAM-Restaurationen

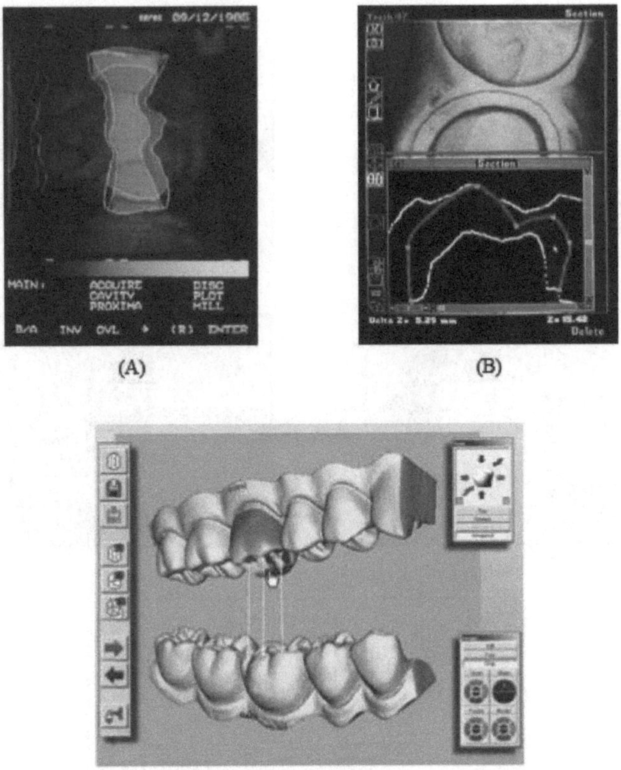

(A) (B)

(C)

Abbildung 29: Die Entwicklung der CEREC-Software (Sirona Dental Systems GmbH, Bensheim, Deutschland). **A.** CEREC 1. **B.** CEREC 2. **C.** CEREC 3

CEREC-Indikationen und -Materialien

So überzeugend und vielseitig.

CEREC chairside eröffnet völlig neue Möglichkeiten: Inlays, Onlays, Veneers, teil- oder vollanatomische Kronen und provisorische Brücken - erstellt und eingesetzt in einer einzigen Behandlungssitzung. Daraus ergibt sich eine optimale Indikationsflexibilität, gerade in schwierigen Situationen.

Ganz gleich, welche Herausforderungen auf Sie zukommen, CEREC ist immer eine Win-Win-Option: minimalinvasive Behandlung, individuelle Ästhetik und eine gute Rendite. Das gilt jetzt und in Zukunft. Das CEREC-System wird kontinuierlich weiterentwickelt und kann sukzessive aufgerüstet werden. Zum Beispiel ist es jetzt möglich, kostengünstige und präzise Bohrschablonen auf der Basis Ihres CEREC-Systems zu erstellen. (www.sirona.com)

Tabelle 3: Die Tabelle zeigt die wichtigsten Meilensteine der CEREC-Entwicklung.

Wichtige Meilensteine der CEREC* CAD/CAM-Entwicklung.				
JAHR	EISENWARE	SOFTWARE-FÄHIGKEIT	RESTAURIERUNGSART	ENTWICKLER

1900	Grundkonzept	Zweidimensional	Inlays	Mörmann (Universität Zürich) und Brandestini (Brandestini Instruments, Zürich)
1985	CEREC 1	Zweidimensional	Erstes stuhlseitiges Inlay	Mörmann und Brandestini (Brains, Zürich)
1988	CEREC 1	Zweidimensional	Inlays 11), Onlays (2), Verblendschalen (3)	Mörmann und Brandestini
1994	CEREC2	Zweidimensional	1-3, Teil- (4) und Vollkronen (5), Käppchen (6)	Siemens (München, Deutschland)
2000	CEREC 3 & inLab	Zweidimensional	1-6 und dreigliedrige Brückenrahmen" (inLab;)	Sirona (Bensheim, Deutschland)
2003	CEREC 3 & inLab	Dreidimensional	1-6 und drei- und viergliedrige Brückenrahmen^ (inLabi)	Sirona
2005	CEREC 3 und inLab	Dreidimensional	1-5 automatische virtuelle Okklusionsanpassung	Sirona

* Sirona Dental Systems GmbH, Bensheim, Deutschland.
t Brückengerüste werden in Europa nur auf experimenteller Basis hergestellt.
Í Nur InLab: Keramikblockspindel mit erweiterter Reichweite,

CEREC mit Bluecam

Im Januar 2009 wurde das CEREC 3 System mit der CEREC Bluecam zur CEREC AC Einheit aufgerüstet. Ähnlich wie die CEREC 3-Akquisitionseinheit verfügt die CEREC AC-Einheit über einen Windows-basierten Computer, einen Monitor und eine Kamera in einer mobilen Einheit. Der Monitor wurde von einem 17-Zoll- auf einen 19-Zoll-LCD-Monitor aufgerüstet, um eine größere Bildschirmfläche und bessere Sicht zu gewährleisten. Der wichtigste Aspekt des Hardware-Upgrades ist die neue Bluecam. Es handelt sich dabei um eine Kamera auf Basis einer blauen Leuchtdiode (LED), die die Infrarotkamera des CEREC 3-Systems ersetzt. Das blaue Licht der Bluecam hat eine deutlich kürzere Wellenlänge (420 nm) als das infrarote Licht der CEREC 3 Kamera (820 nm). Es hat sich gezeigt, dass die kürzere Wellenlänge des blauen Lichts zu einer signifikant höheren Genauigkeit der Kamera führt. Der Gesamteffekt der Bluecam wird voraussichtlich die Effizienz und Vorhersagbarkeit der Aufnahme genauer Bilder zur Erstellung des virtuellen Modells verbessern. Die Genauigkeit des virtuellen Modells ist ein entscheidendes Element, da sie die Genauigkeit der anschließenden Restaurierung bestimmt. Es wird erwartet, dass die innovativen Änderungen an der Bluecam auch das Erlernen der Anwendung des Systems erleichtern. [Abbildung 30]

CEREC inLab CAD/CAM-System

Das Sirona CEREC inLab ist ein CAD/CAM-Gerät (computer-assisted design/computer-assisted machining) zur Herstellung aller keramischen Inlays, Onlays, Käppchen, Kronen und 3-gliedrigen festsitzenden Teilprothesen aus fräsbaren Keramikblöcken. [Laut Sirona nutzt es die gleiche Konstruktions- und Bearbeitungstechnologie wie Sironas CEREC 3D und ist das erste CAD/CAM-Gerät, das für den Einsatz im Dentallabor entwickelt wurde. Das CEREC inLab erstellt ein digitales Bild durch Scannen eines Stumpfes und generiert dann eine dreidimensionale Restauration, die auf dem Bildschirm angezeigt wird. Der Techniker kann das Design nach seinen individuellen Wünschen verändern. Nach dem Entwurf fräst CEREC inLab die Restauration aus einem Block von VITA/Ivoclar-Keramik oder 3M ESPE hitzehärtendem Komposit. Die Gesamtbearbeitungszeit beträgt laut Sirona 27 Minuten für ein Käppchen und 76 Minuten für ein Brückengerüst. Diese Zeit lässt sich mit dem externen Scanner inEos Dental Digitizer von Sirona weiter verkürzen. Mit CEREC inLab können vollanatomische Kronen und Brücken hergestellt werden, oder es können nur Käppchen gefertigt werden, wobei die Vollanatomie durch die traditionelle Schichtkeramiktechnik erreicht wird. Sirona bietet kostenlose Upgrades für die Software an, erhebt aber eine geringe

Gebühr für Aktivierungsschlüssel (ein Schlüssel pro hergestellter Einheit). Das CEREC inLab benötigt einen handelsüblichen Pentium 4 PC, wiegt 66 lbs, misst 19Bx10Hx18T und benötigt 100V 230V AC, 50/60 Hz. (37)

Das In Lab System bietet Ihnen:

- **Ideale Entwicklungsmöglichkeiten,** z.B. in Kombination mit Sirona Connect - dem Webportal, über das Sie digitale Abdrücke direkt von Zahnarztpraxen empfangen können
- **Zuverlässige, langfristige Rentabilität** dank des einzigartigen Spektrums an Materialien, die die Leistung, Rentabilität und Vielseitigkeit des Dentallabors erhöhen
- **Flexible Integration** durch die bedarfsgerechte Anpassung von Hardware, Software und Schnittstellenoptionen
- **Verbesserte Qualität**, die mit Hilfe von hochentwickelter Software und hochwertigen Materialien in Kombination mit technischem Fachwissen erzeugt wird. (www.sironadental.com)

VORTEILE:

- Herstellung von Inlays, Onlays, Veneers, Käppchen, Kronen und Gerüsten für festsitzende Teilprothesen
- Herstellung von maschinell gefrästen Vollkeramik- und hitzegehärteten Kompositrestaurationen
- Keramik-/Verbundstoffblöcke sind von 3 großen Herstellern erhältlich: VITA, Ivoclar und 3M ESPE
- Erhebliche Zeitersparnis gegenüber der traditionellen Vollkeramik-/Metallkeramik-Herstellungsmethode
- Optionaler externer Scanner reduziert die Scanzeit noch weiter
- Erstes 3-tägiges Schulungsprogramm durch den Hersteller
- Technische Support-Hotline 24/7 verfügbar
- Bietet die Möglichkeit, eine vollkonturierte Krone oder nur ein Käppchen anzufertigen

NACHTEILE:

- Großes finanzielles Engagement
- Steile Lernkurve
- Erfordert den Kauf eines Aktivierungsschlüssels für jede hergestellte Einheit
- Nicht angezeigt für Dentallabore mit geringem Volumen
- Keine klinischen Langzeitstudien zu CEREC inLab-Kappen und -Gerüsten

BRONTES TECHNOLOGIES:

Man entschied sich für die Verwendung eines Videostroms anstelle von einzelnen Standbildern und entwickelte ein 3-D-System, das vom einzelnen Zahn bis zum ganzen Zahnbogen alles scannen kann. (39)[Abbildung 32]

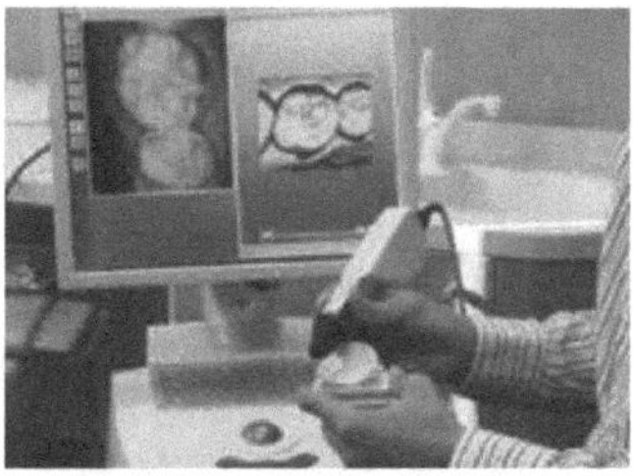

Figure30 : CEREC with bluecam

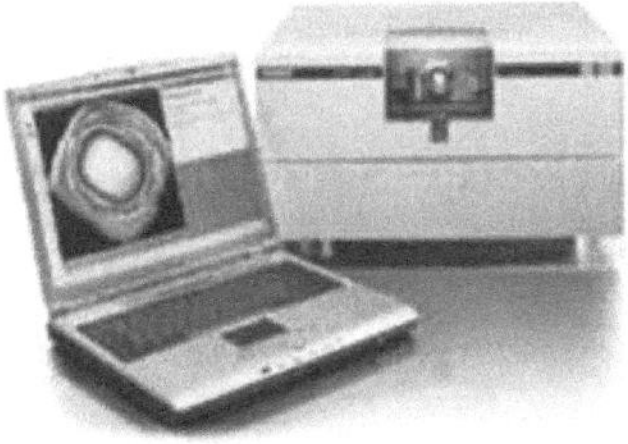

Figure 31: CEREC Inlab System

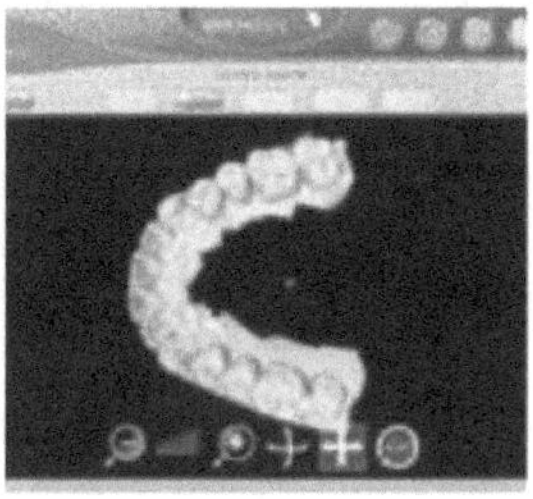

Figure 32: A full arch scans with the Brontes units

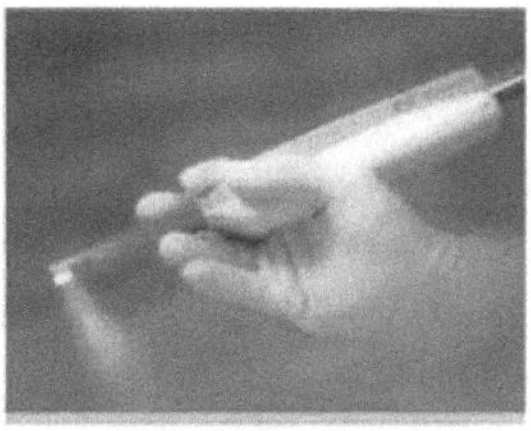

Figure 33 a: ED4 Intraoral scanner

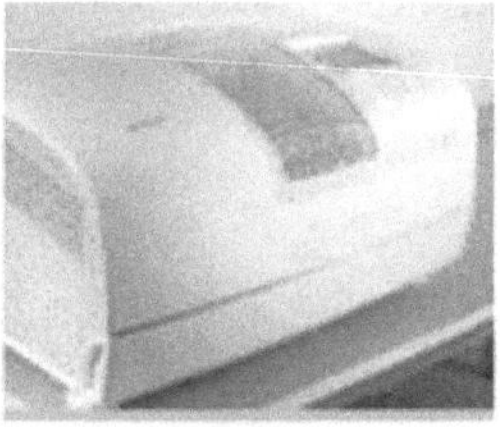

Figure 33b ED4 milling unit

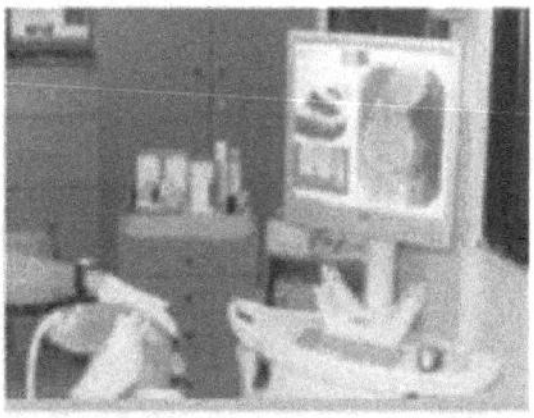

Figure 34 a: Cadent unit in use

Abbildung 30: CEREC mit bluecam Abbildung 31: CEREC Inlab System Abbildung 32: Ein vollständiger Bogen wird mit den Brontes-Geräten gescannt **Abbildung 33 a: ED4 Intraoralscanner**

Abbildung 33b ED4-Fräseinheit Abbildung 34 a: Cadent-Einheit im Einsatz

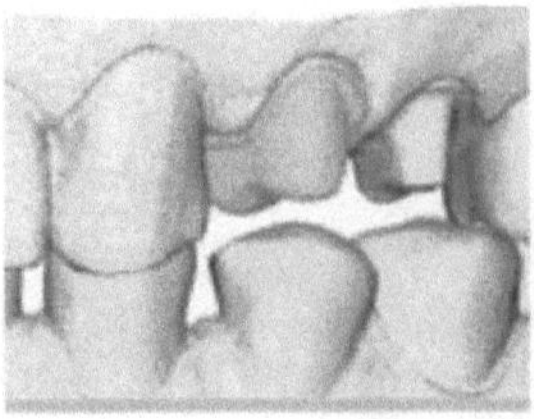

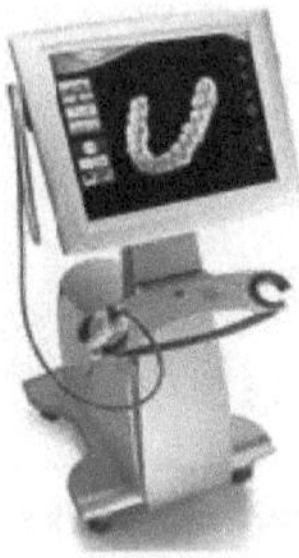

Figure 34 b: Digital model from cadent scan   **Figure 35 LAVA Chairside oral scanner**

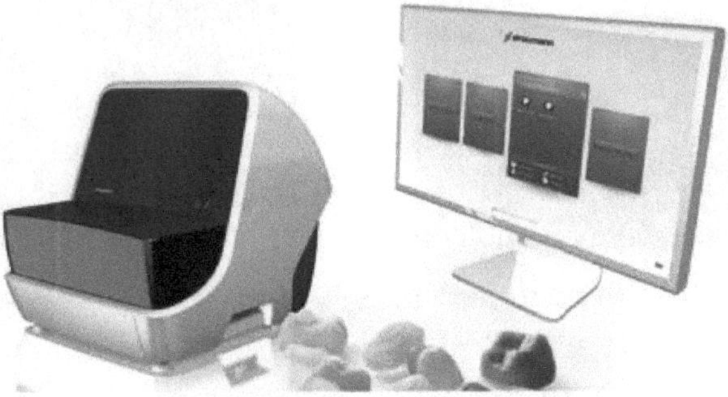

Figure 36 Straumann Care CAD/CAM

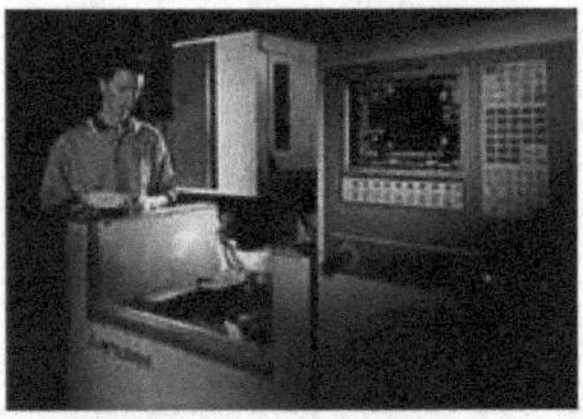

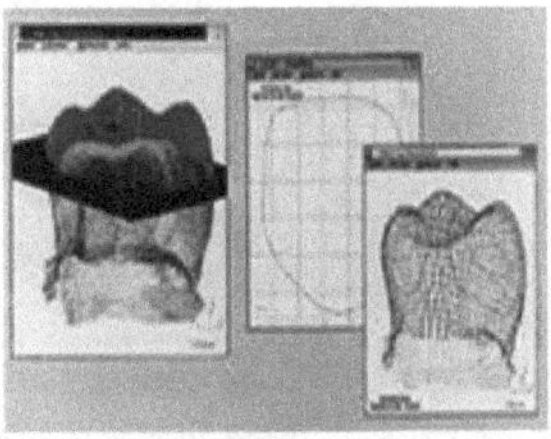

Figure: 37CICERO system   **Figure 38: Point cloud of Comet system**

Abbildung 34 b: Digitales Modell aus dem Kadent-Scan **Abbildung 35 LAVA Chairside Oral Scanner**

Abbildung 36 Straumann Care CAD/CAM Abbildung: 37CICERO-System **Abbildung 38: Punktwolke des Comet-Systems**

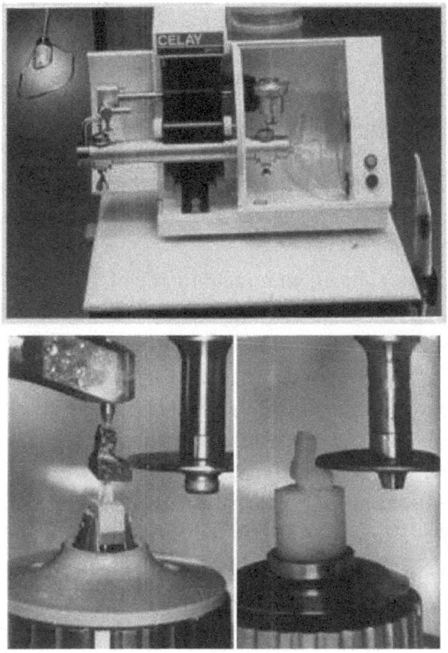

Abbildung 39: Celay-System

KAPITEL 6

Das E4D-Zahnarztsystem

Das E4D Dentist System, das 2008 auf den Markt kam, ist derzeit neben CEREC das einzige System, das Restaurationen am selben Tag in der Praxis ermöglicht. Zahnärzte können das Design Center und den Laserscanner allein oder auch die Schleifeinheit erwerben. Dieses System umfasst einen Laserscanner, den so genannten IntraOral Digitizer, sowie ein Design Center und eine Schleifeinheit. Der Scanner ist klein, so dass der Patient seinen Mund nicht so weit öffnen muss. [Abbildung: 33]

Das E4D-System erfordert in einigen, aber nicht in allen Fällen die Verwendung von Pulver. Um das System zu verwenden, wird die Restaurationsstelle wie bei einem herkömmlichen Abdruck vorbereitet. Der Scanner wird in der Nähe des Zielzahns platziert und hat 2 Gummifüße, die ihn in einem bestimmten Abstand zum zu scannenden Bereich halten.

Beim Blick auf den Computermonitor wird das Bild auf dem Bildschirm zentriert. Dann wird ein Fußpedal losgelassen, das die Bildaufnahme mit der Software IC Everything (D4D Technologies, Richardson, TX, USA) aktiviert.

Die Software auf dem Bildschirm fordert den Zahnarzt dann auf, den Scanner für das nächste Bild einzustellen. Bei jeder Aufnahme erstellt die Software nach und nach ein 3-D-Bild. Das Bild kann dann aus jedem Winkel betrachtet werden, um zu bestätigen, dass der Scan vollständig ist.

Anstatt den gegenüberliegenden Zahnbogen zu scannen, wird ein okklusales Registrat mit einem Abdruckmaterial erstellt und über dem Zielzahn platziert. Der Scanner erfasst die Kombination aus dem Registratmaterial und den freiliegenden Zähnen und nutzt diese Informationen, um Restaurationen in der richtigen Höhe zu konstruieren.

Das Konstruktionssystem erkennt automatisch die Ziellinien und markiert sie auf dem Bildschirm. Nachdem der Zahnarzt diese Markierungen genehmigt hat, schlägt der Computer ein Restaurationsmodell für den Zielzahn vor. Ein Vorteil von E4D ist derzeit, dass der Konstrukteur an bis zu 16 Restaurationen gleichzeitig arbeiten kann. Sobald die Restauration genehmigt ist, werden die Daten entweder an die hauseigene Fräsmaschine oder an ein Dentallabor übermittelt. Die Fräsmaschine in der Praxis fertigt dann die Restauration aus ausgewählten Blöcken aus Keramik oder Komposit.

Der Cadent iTero

Cadent führte iTero im Jahr 2007 als erstes digitales Abformsystem für konventionell hergestellte Kronen und Brücken ein. [Abbildung 34] Im Gegensatz zu den anderen drei digitalen Systemen, die Bilder mittels Triangulation aufnehmen, verwendet iTero die parallele konfokale Bildgebung. Konkret projiziert das Gerät 100000 parallele Strahlen aus rotem Laserlicht auf die Zähne und wandelt das reflektierte Licht mithilfe von Analog-Digital-Wandlern in digitale Daten um.

Mit dieser Technologie können Scans erstellt werden, ohne die Zähne mit Pulver zu beschichten. Da kein Pulver verwendet wird, kann der Scanner während des Scannens direkt auf den Zähnen aufliegen. Ein Nachteil ist, dass der Scannerkopf größer ist als bei anderen Scannern wie CEREC und cadent iTero. Zu Beginn werden Informationen über den Patienten, einschließlich der Art der Restauration und der Zahnfarbe, in den Computer eingegeben. Das System führt den Zahnarzt mit Hilfe von Sprach- und Bildbefehlen durch die einzelnen Scans; eine typische Serie umfasst 15 bis 30. Der Monitor kombiniert diese Scans zu einem 3-D-Farbmodell beider Zahnbögen. Der gesamte Scanvorgang dauert etwa 3 bis 5 Minuten für

einen ganzen Mund.
Während der Überprüfungsphase kann der Zahnarzt den Scan aus jedem beliebigen Winkel betrachten. Ein digitaler Artikulator ermöglicht es dem Zahnarzt, das okklusale Spiel zu überprüfen und eventuell erforderliche Änderungen an den präparierten Zähnen oder dem Gegenkiefer vorzunehmen. Nach der Freigabe des Scans wird dieser über eine spezielle drahtlose Verbindung an Cadent übertragen, wo er bereinigt und neu gestaltet wird. Die Datei wird dann an das Dentallabor weitergeleitet.

Der Lava Chairside Oral Scanner

Der Lava Chairside Oral Scanner (COS) wurde im Februar 2008 eingeführt. Das System besteht aus einem mobilen Wagen, einem Touchscreen-Display und einem Scanner mit einer Kamera am Ende. (Abbildung 35)
Die Kamera, die 192 LEDs und 22 Linsensysteme enthält, verwendet eine aktive Wellenfrontabtastung, um Bilder mit Videorate zu erfassen. Nach der Präparation des Zahns und dem Zurückziehen des Zahnfleischs trocknet der Zahnarzt den Zahnbogen und bestäubt ihn leicht mit Titandioxidpulver. Es wird gerade so viel Pulver verwendet, dass der Scanner Referenzpunkte erkennen kann.
Der Scan wird erstellt, indem der Stift zunächst über die Okklusalflächen, dann über die Bukkalflächen und schließlich über die Lingualflächen bewegt wird. Ein zusätzlicher Scan wird von den Okklusalflächen gemacht.
Das Monitorbild, das sofort erscheint, kann gedreht und vergrößert werden, um sicherzustellen, dass alle Bereiche korrekt gescannt wurden und keine Löcher auftreten. Der Zahnarzt hat außerdem die Möglichkeit, zwischen dem 3-D- und dem 2-D-Bild umzuschalten. Schließlich ist das System mit einer 3-D-Brille kompatibel, um ein echtes 3-D-Erlebnis zu ermöglichen.
Nach der Freigabe der Scans werden die Daten drahtlos an das Labor gesendet, wo der Stumpf geschnitten und der Rand digital markiert wird. Dann gehen die Daten an 3M, wo ein Techniker die Bilder überprüft und zusammensetzt, bevor er ein Steinmodell erstellt. Dieses Gipsmodell wird dann an das Labor gesandt.
Mit dem Lava COS lassen sich alle Arten von Kronen und Brücken herstellen. [(1)]

STRAUMANN CARES CAD/CAM

Straumann® CARES® Visual 6.0

Für das neue CADCAM-System hat Straumann seine leistungsstarke CAD-Software weiterentwickelt und dabei den Schwerpunkt auf Benutzerfreundlichkeit, Konnektivität und zusätzliche Funktionen gelegt. Zu den neuen Merkmalen und Funktionen gehören eine neue grafische Benutzeroberfläche, ein automatisches Prothetikdesign, ein fortschrittliches Tool für individuelle Designoptionen und eine erweiterte Datenbankbibliothek mit Zähnen, Zwischengliedern und Verbindungsstücken. Darüber hinaus gibt es eine 2D-Slice"-Ansicht mit Messfunktion, die es ermöglicht, wichtige Designparameter wie die prothetische Wandstärke zu überprüfen. Die Software lässt sich mit der intraoralen Scannertechnologie Cadent iTero®5 verbinden, was bedeutet, dass Zahnärzte, die iTero-Scanner verwenden, orale Scandaten direkt in das Straumann CARES CADCAM-System übertragen können, um die zahn- oder implantatgetragene Restauration zu konstruieren.[Abbildung 36]

Neue prothetische Anwendungen

Zur Ergänzung des bestehenden CADCAM-Sortiments an Kappen, Kronen, Brücken und individuellen Sekundärteilen hat Straumann seine prothetischen Anwendungen um vollanatomische Inlays und Onlays, Veneers und implantatgetragene verschraubte Stege und

Brücken1, 2 erweitert.

Inlays und Onlays werden zur Wiederherstellung großer Zahndefekte verwendet. Straumann bietet schon seit einiger Zeit partielle Inlays und Onlays an, die jedoch im Gegensatz zu den neuen vollanatomischen Lösungen eine gewisse Nachbearbeitung erfordern.

Veneers sind dünne "Schalen", die entweder aus ästhetischen Gründen oder zum Schutz einer beschädigten Zahnoberfläche auf den Zahn gesetzt werden. Veneers werden aus Kompositmaterial (vom Zahnarzt im Mund aufgebaut) oder aus Keramik (in einem Dentallabor hergestellt und dann auf den Zahn zementiert) hergestellt. Die CADCAM-Technologie mit zentraler Fräsbearbeitung ersetzt die spanische Handarbeit, erhöht die Präzision und ermöglicht die Verwendung neuer Hochleistungsmaterialien.

Verschraubte Stege und Brücken werden zur Verbindung von zwei oder mehr Zahnimplantaten bei Patienten verwendet, die mehrere Zähne hintereinander verloren haben. Der konventionelle Herstellungsprozess, der Abdrucknahme, Modellierung, Gießen und Löten umfasst, ist arbeitsintensiv. Die digitale Lösung von Straumann besteht darin, die Prothetik am Computer zu entwerfen und alle prothetischen Komponenten, einschließlich der Stege und Brücken, durch computergestützte Fertigung1, 2 zu fräsen.

Erweiterte Auswahl an Materialien

Straumann bietet ein führendes Sortiment an prothetischen Materialien an, das eine breite Auswahl an Indikationen abdeckt und den individuellen Anforderungen, Präferenzen und Budgets gerecht wird. Das Angebot umfasst Polymere, Metalle und moderne Hochleistungskeramiken, einschließlich superästhetischer Glaskeramiken. Neu hinzugekommen ist IPS Empress® CAD2,6, eine etablierte Glaskeramik der Ivoclar Vivadent AG, die für ästhetische zahngetragene Restaurationen (Inlays, Onlays und Veneers) verwendet wird.

KAPITEL 7

ANDERE DIGITALE SYSTEME:

CICERO-System

Computerintegrierte Kronenrekonstruktion (Elefantenindustrie). [Abbildung: 37] Diese niederländische

System wurde zusammen mit dem Duret-System (Frankreich), Sopha Bioconcept und dem Minnesota-System (Denti CAD) als die einzigen drei Systeme vermarktet, die in der Lage sind, vollständige Kronen und FPDs herzustellen.

Das CAD/CAM-System Cicero, das für die Herstellung von metallkeramischen Restaurationen entwickelt wurde, verwendet:

- Optische Abtastung
- Nahezu netzförmiges Sintern von Metall und Keramik
- Computergestützte Techniken zur Herstellung von Kronen.

Durch das Legierungssintern entfallen das Gießen und damit viele Arbeitsschritte bei der Herstellung von metallkeramischen Restaurationen.

Das einzigartige Merkmal des Cicero-Systems ist, dass es Kronen, FPDs und Inlays mit verschiedenen Schichten wie Metall und Dentin und Inzisalkeramik herstellt, um maximale Festigkeit und Ästhetik zu erreichen.

COMET-System

(Koordinatenmesstechnik, Steinbichler Optotechnik, Neubeurn, Deutschland). [Dieses System ermöglicht die Erstellung eines 3-dimensionalen Datensatzes für jede Suprastruktur mit oder ohne Verwendung eines Wachsmodells. Zur Abbildung werden 2-dimensionale Linienraster auf ein Objekt projiziert, die eine mathematische Reproduktion der Zahnoberflächen ermöglichen. Es wird eine Technik der Musterdigitalisierung und Oberflächenrückführung verwendet, die die 3-dimensionale Darstellung der Zahnformen beschleunigt und vereinfacht und gleichzeitig eine individuelle Anpassung und Korrektur im visualisierten Monitorbild ermöglicht.

Das Duret-System (Hanson International)

Das Duret CAD-CAM-System wurde von Francois Duret entwickelt und von Sopha (Lyon, Frankreich) hergestellt. Es bestand aus 3 diskreten Einheiten:

- Ein Kameramodul
- Ein CAD-Modul
- Das Fräsmodul

Der optische Abdruck wurde mit einem elektro-optischen Verfahren (einem Laserscanner, der Holografie und Moire kombiniert) erstellt. Die digitalisierten Daten aus der CAD-Einheit werden mit Daten über die dynamischen Kieferbewegungen kombiniert, die von einem proprietären Artikulator namens Access Articulator geliefert werden, der mit der CAD-Einheit verbunden ist. Dieses ursprüngliche Duret-System, das ein hochentwickeltes und komplexes Bildgebungs- und Designverfahren verwendet, wurde in erster Linie für die Herstellung von Vollkronen entwickelt. Seit seiner Einführung hatten jedoch sowohl das ursprüngliche System als auch die abgeleitete Version, das SOPHA-System, nur begrenzten kommerziellen Erfolg.

Das SOPHA-System (Sopha B Bioconcept, Inc. Los Angeles, CA) wurde 1990/91 in Frankreich auf den Markt gebracht, ist aber offenbar nicht mehr erhältlich.

Das REKOW-System (Digitales Zahnsystem)

Es wurde von Dr. Diane Rekow an der Universität von Minnesota entwickelt. Dieses System verwendete zunächst ein photogrammetrisches Verfahren für die intraorale Oberflächendigitalisierung der Präparation mit einem Stiftdigitalisierer, später jedoch mechanisch-manuelles Scannen und wurde in Europa von Bego (Bremen, Deutschland) für Dentallabore vermarktet.

Das CAD-System Denti

Es ist in der Lage, Restaurationen aus Legierungen, Kompositen und Keramik herzustellen. Es verwendet einen einzigartigen, von Foster Miller Inc. (Waltham, Mass, USA) entwickelten Roboterarm-Digitalisierer (ein mechanisches Miniaturgestänge), der sowohl intraoral als auch auf herkömmlichen Modellen und Stümpfen zum Nachzeichnen des Bildes verwendet werden kann.

Das DUX-System/ das Titan-System (DCS-Gruppen Dental, Allschwill, Schweiz) wurde 1991 von DCS/ GIM-Alldent eingeführt.

Es besteht aus:

- Ein Miniatur-Kontakt-Digitalisierer (Pantograph)
- Ein zentraler Computer
- Eine Fräseinheit

Der Digitalisierer besteht aus einem Tisch, der einen Würfel oder ein Modell unter dem Kontaktstift verschiebt. Dieses System wird derzeit unter dem Markennamen DCS -President (DCS/Girrbach) vertrieben.

CELA Y im Jahr 1990

Das Celay-System (entwickelt von Mikrona Technologies, Spreitenbach, Schweiz) wird nicht von einem Computer, sondern von Hand gesteuert und hat zwei Hauptmerkmale. [Abbildung 39]

a. Eine von Hand zu bedienende Kontaktsonde, die die Außenkontur eines zuvor direkt im Mund gefertigten Kunststoff- oder Wachsinlays nachzeichnet.

b. Ein Fräsarm, der der Sonde mit Hilfe eines pantographischen Arms mit acht Freiheitsgraden folgt, schneidet eine Kopie des "Pro-Inlays" aus Porzellan oder Glaskeramikblock. Mit dieser Methode können sowohl Inlays als auch Onlays hergestellt werden

Details zur Herstellung

Ein Wachs- oder Kunststoffmodell der gewünschten Restauration wird vom Zahnarzt am Behandlungsstuhl hergestellt. Die Topografie dieses "Pro-Inlays" wird von einem scheibenförmigen Kontaktsensor abgetastet, und die Informationen werden gleichzeitig über den pantografischen Arm an eine diamantbeschichtete Scheibe übertragen, die eine Kopie der Restauration aus einem vorgefertigten Keramikblock fräst. Der erste Schnitt wird mit einer relativ groben (126gm) diamantbestückten Scheibe unter flüssigem Kühlmittel durchgeführt. Der Schnitt wird mit einer Linerscheibe (64µm) wiederholt, um die Oberfläche zu glätten. Mit konischen und zylindrischen Diamantspitzen lassen sich feine anatomische Details erzielen.

Dies ist eine relativ einfache Technik für die Herstellung von Inlays. Die Genauigkeit der endgültigen Restauration hängt von der Passung des Kunststoffprototyps ab. Auf dem Ersten Internationalen Celay-Symposium wurde berichtet, dass die marginale Passung zwischen 50 und 80 µm liegt.

Das System wurde erstmals 1992 in Europa eingeführt. Ein Verfahren zur Herstellung von Kronen mit dem Celay-System, das die Replikation von Passflächen ermöglicht, wurde 1993 eingeführt: Aus einem Vita-Celay-Aluminiumoxid-Rohling wird eine lichtgehärtete

Nachbildung des Kronenkerns hergestellt, gescannt und gefräst. Dieser Kern wird durch die Zugabe eines farblich abgestimmten Glases, das in Form einer wässrigen Aufschlämmung aufgetragen wird, verstärkt.
Alles scheint digital zu werden. Fotografie. Musik. Datenspeicherung. Sogar Dentallabore, was sowohl den Patienten als auch den Zahnärzten, die sie behandeln, zugute kommt. So wie sich die für die CAD/CAM-Zahnmedizin verfügbaren Materialien und Technologien verbessert haben, so haben sich auch die Restaurationen verbessert, die Patienten mit dieser Form der digitalen Zahnmedizin erhalten können. Die heutigen CAD/CAM-Restaurationen sind passgenauer, haltbarer und sehen natürlicher aus als die früher maschinell hergestellten Restaurationen. In den nächsten zehn Jahren, wenn die Preise sinken und die Zahnärzte sich mit der neuen Technologie vertraut machen, ist mit einem verstärkten Einsatz von CAD/CAM in der Zahnmedizin zu rechnen. Restaurationen am selben Tag werden immer beliebter und werden sich wahrscheinlich auf festsitzende Teilprothesen und herausnehmbaren Zahnersatz ausweiten. Ein verbesserungswürdiger Bereich wäre die Darstellung von Kieferbewegungen mit CAD/CAM; die derzeitige Design-Software erfasst nur Formen.
Scan-, Konstruktions- und Schleifgeräte werden immer einfacher und komfortabler zu bedienen sein. Im Vorgriff auf künftige Fortschritte ist CEREC AC für die Sprachsteuerung und Sprachausgabe vorbereitet. Verbesserungen in der Technologie sollen einen Teil des Hin und Her von Dateninformationen zwischen Zahnarzt, Hersteller und Dentallabor vermeiden.
Ein weiterer potenzieller Einsatzbereich von CAD/CAM könnte in Ländern der Dritten Welt liegen, in denen Labore und qualifizierte Keramiker nicht ohne weiteres zur Verfügung stehen. Die CAD/CAM-Technologie könnte es den Zahnärzten ermöglichen, einen Großteil der Arbeit zu übernehmen, und die Restaurationen könnten an Ort und Stelle angefertigt werden. (1)
Gegenwärtig setzt CAD/CAM seinen stetigen Fortschritt fort. Ein großer Teil dieses Fortschritts besteht in der Verfeinerung früherer Innovationen, um sie effizienter und benutzerfreundlicher zu machen. Eine bahnbrechende CAD/CAM-Innovation hat es schon seit einigen Jahren nicht mehr gegeben, was darauf hindeutet, dass eine weitere tiefgreifende Veränderung vor der Tür steht - oder vielleicht auch nicht. Trotz des Aufkommens von 3D-CAD/CAM bevorzugen viele CAD/CAM-Anwender immer noch die Darstellung von Entwürfen in 2D. Daher werden die jüngsten 3D-Innovationen, wie z. B. die animierte "Begehung" (eine Technik, die es den Konstrukteuren ermöglicht, sich visuell im und um das gerenderte Modell herum zu bewegen und es aus allen möglichen Blickwinkeln zu betrachten), noch kaum genutzt. Das Gleiche gilt für die zahlreichen Kollaborationswerkzeuge, die dem CAD/CAM-Anwender derzeit zur Verfügung stehen. Die Möglichkeit, CAD/CAM mit der Finite-Elemente-Analyse und der Möglichkeit der Simulation und des Wissensmanagements zu kombinieren, muss erst noch vollständig erschlossen werden. Vielleicht wird in einem dieser Bereiche der nächste CAD/CAM-Durchbruch stattfinden.
Eines kann man mit Sicherheit sagen: Forschung und Entwicklung sind der Nachfrage der Anwender derzeit voraus. Wenn der gewöhnliche CAD/CAM-Anwender beschließt, dass er seine Möglichkeiten erweitern muss, wird er eine Welt von CAD/CAM-Werkzeugen auf dem neuesten Stand der Technik vorfinden. (Im Wortlaut)
Das Aufkommen realistischer CAD-Implantate, realistischer CAD-Abutments und virtueller Zähne ermöglicht schon heute erstklassige Planungsmöglichkeiten. Diese Technologie hat sich jedoch auch als ein direkter Weg in die Zukunft erwiesen. Mehrere Unternehmen

entwickeln derzeit neue und aufregende Methoden, um die digitale Zahnmedizin durch intraorale optische Scans, Flash-CT-Scans von Abdrücken, Laserscans von Abgüssen oder Abdrücken und fortschrittliche CAD/CAM-Bearbeitung von Titan- und Zirkoniumdioxid-Materialien nutzbar zu machen. Die Zahnheilkunde wird sich schließlich von Gipsabdrücken wegbewegen und in eine völlig virtuelle Welt übergehen, in der konventionelle Abdrücke zugunsten der optischen oder Laser-Scanning-Technologie abgeschafft werden. Mit anderen Worten: Sie wird digital werden!!

Auswirkungen der Digitalisierung auf die Zahnmedizin

Was ist von der digitalen Zahnmedizin in den kommenden Jahren zu erwarten? Ein Zitat von Bill Gates mag hier als Orientierung dienen: "Wir überschätzen immer die Veränderungen, die in den nächsten zwei Jahren eintreten werden, und unterschätzen die Veränderungen, die in den nächsten zehn Jahren eintreten werden. Lassen Sie sich nicht zur Untätigkeit verleiten. Es gibt noch keine digitale Kristallkugel. Die Zahnmedizin ist aber sicher nicht die erste Branche, die digital wird. Vor der Zahnmedizin gab es bereits bedeutende Branchen wie die Fotoindustrie, in der die Digitalisierung große Veränderungen bei Materialien und Druckverfahren mit sich brachte. Ein weiteres Beispiel ist die Computerindustrie, in der Marktführer wie IBM und DEC durch Newcomer wie Microsoft und Oracle ersetzt wurden. In der Regel sind die Akteure der gesamten Wertschöpfungskette von der Digitalisierung betroffen. Ein aktuelles Beispiel ist die Buchbranche: Schon jetzt ist absehbar, dass viele Papierbücher zu E-Books werden und dass die Buchbranche weitgehend digitalisiert wird.

Es ist nicht schwer vorherzusagen, dass eine Branche wie die Zahnmedizin digital werden wird. Schwieriger ist es, vorherzusagen, wann dies geschehen wird und wie das erfolgreiche Geschäftsmodell aussehen wird, wenn es soweit ist. Es liegt auf der Hand, dass durch die digitale Vernetzung der verschiedenen Akteure in der zahnmedizinischen Wertschöpfungskette eine Menge gewonnen werden kann. Die Menge an analogen Modellen, die hergestellt, transportiert und nachbearbeitet werden müssen, kann reduziert werden, wodurch die Wertschöpfungskette präziser und effizienter wird. Workflow-Management wird in der Dentalindustrie ein Thema werden, so wie es auch in anderen Branchen, die digital geworden sind, wichtig geworden ist.

CAD/CAM-Zahnsysteme in der Implantologie

Das Aufkommen realistischer CAD-Implantate, realistischer CAD-Abutments und virtueller Zähne ermöglicht schon heute erstklassige Planungsmöglichkeiten. Es hat sich jedoch gezeigt, dass diese Technologie ein direkter Weg in die Zukunft ist. Derzeit werden neue und aufregende Methoden entwickelt, um die digitale Zahnmedizin durch intraorale optische Scans, Flash-CT-Scans von Abdrücken und fortschrittliche CAD/CAM-Bearbeitung von Titan- und Zirkoniumdioxid-Materialien nutzbar zu machen.

Die neuesten Technologien ermöglichen CAD/CAM-Design und -Fräsen, was ein genaueres, kostengünstigeres, effizienteres und einheitlicheres Produkt ermöglicht. Mit der neuen Technologie kann ein Abutment direkt aus den CT-Scandaten hergestellt werden, ohne dass Abdrücke oder Gipsabdrücke erforderlich sind. Mit Hilfe interaktiver Softwareanwendungen in Kombination mit CADCAM-Technologien ist es möglich geworden, ein virtuelles Abutment auf einem virtuellen Implantat zu erstellen, das der erforderlichen Morphologie besser entspricht, um die ideale Grundlage für die endgültige Zahnrestauration zu schaffen.

(Beispiel: Atlantis VAD™ (Virtual Abutment Design) ist ein patentiertes Verfahren, bei dem durch optimiertes 3D-Scannen ein exaktes virtuelles Abbild der Ober- und

Unterkiefermodelle auf Implantatniveau erzeugt wird. Mit der Atlantis VAD™-Software werden die Abutments anhand der endgültigen Zahnform entworfen, um ein natürlicheres ästhetisches Ergebnis zu erzielen. (dentsplyimplamts.com)
Nach der Aufnahme des Scans und der Fertigstellung des Plans wird eine spezielle stereolithografische Datei (STL) exportiert, die für das CAD-Design der Schnapp-Kupplung verwendet wird. Mithilfe spezieller 3D-Softwareanwendungen kann das Abutment-Design mit einer 3D-Ansicht über das Internet verschickt werden, so dass der Zahnarzt es überprüfen, bewerten und kommentieren kann.
Die Betrachtungssoftware ermöglicht es dem Benutzer, Messungen vorzunehmen und Kommentare hinzuzufügen, die dann an das Designteam zurückgeschickt werden. Die Abutments können in jede beliebige Position gedreht und gezoomt werden, um die gewünschten Bereiche genauer zu visualisieren. Nach Fertigstellung können die endgültigen CAD/CAM-Design-Abutments zur Einbindung in die Implantatplanungssoftware und zur Genehmigung zurückgeschickt werden.
Daher gibt es die Technologie, um von einem CT-Scan zu einem virtuellen Implantat und einem patientenspezifischen virtuellen Abutment zu gelangen, das an eine CNC-Fräsmaschine zur Herstellung aus Zirkoniumdioxid oder Titan gesendet werden kann. Der nächste logische Schritt ist die virtuelle Herstellung des Käppchens oder der endgültigen Krone, die auf der Schnapp-Kupplung sitzen würde. [10]
Mit einer Reihe von Verfahren für computergestütztes Design, computergestützte Fertigung und Rapid Prototyping können anatomisch genaue 3-D-Modelle der Alveolaranatomie des Patienten hergestellt werden. Aus den CT-Untersuchungen können CAD/CAM-Schablonen für die chirurgische Stereotaxie erstellt werden, die mit Hilfe der IKT einen 3-D-Behandlungsplan für die Position und die Ausrichtung der Zahnimplantate für den Patienten entwickelt haben.
Um den 3-D-Behandlungsplan mit den Implantatpositionen und -ausrichtungen in das Modell zu integrieren, muss der Zahnarzt auch die innere Architektur der Anatomie des Patienten erstellen. Der Zahnarzt kann dann ein Modell der alveolären Anatomie des Patienten erstellen, das die Osteotomiepositionen und -ausrichtungen enthält.
Aus dem Modell wird eine stereotaktische Bohrschablone abgeleitet, indem die Führungszylinder an den Implantatstellen ausgerichtet werden, die gerade einen Pilotbohrer aufnehmen, und eine Vakuumform mit einem chirurgischen Schablonenmaterial aus dem Modell und den Führungszylindern hergestellt wird. Das Ergebnis ist eine plastische Bohrschablone, die zur Anatomie des Patienten passt und die Positionen und Ausrichtungen der Führungszylinder unterstützt, die die Positionen und Ausrichtungen der vorgeschlagenen Implantate genau wiedergeben. Die Bohrschablone wird durch die Anpassung der Vakuform an die knöcherne Anatomie des Patienten stabilisiert. Die Schablone wird dann verwendet, um Stiftlöcher/ Osteotomien bis zu einer Tiefe von etwa 10 mm für die Position und Ausrichtung der Implantate zu setzen. Anschließend wird die Bohrschablone entfernt, und die Osteotomien werden routinemäßig in Tiefe und Durchmesser fertiggestellt. [13]

GESTALTUNG DER WIDERLAGER

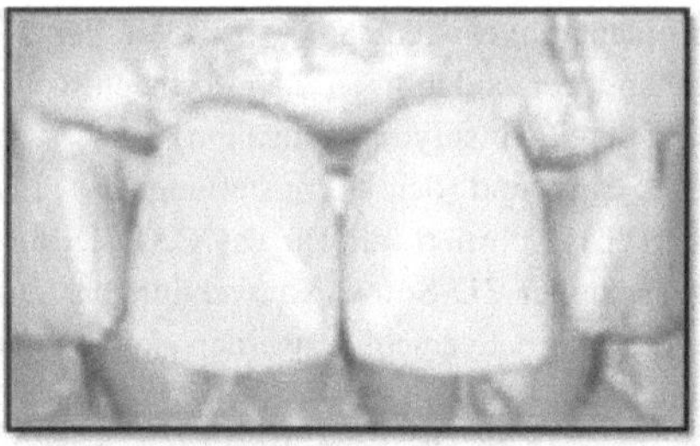

Abbildung 40a: Das gescannte Modell wird in ein 3D-Bild umgewandelt, das es ermöglicht, die endgültige Zahnform zu erstellen.

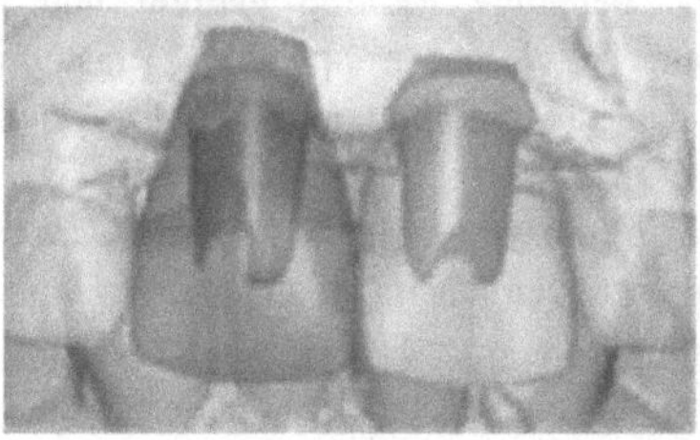

Abbildung 40b: Wenn die gewünschte Zahnform feststeht, werden die Abutments entworfen.

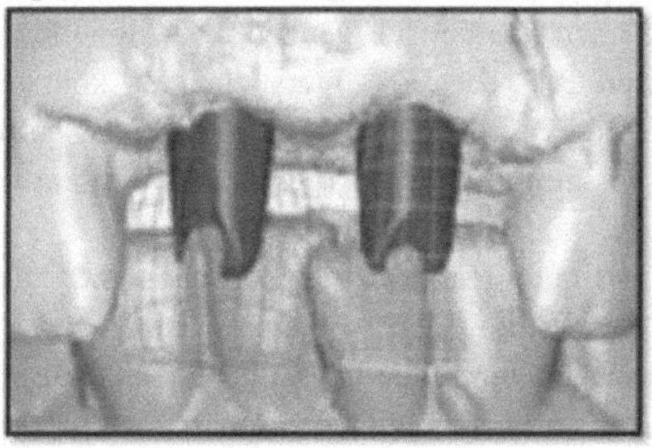

Abbildung 40c: Das endgültige Design wird auf Passung und okklusales Spiel geprüft bevor die Abutments hergestellt werden.

PROTHETISCHE AUFBAUTEN:

Im Idealfall sollte der Abutmentkopf einem präparierten Zahn mit guter Form, Morphologie und Emergenzprofil ähneln. Die korrekte Positionierung des Implantats und die geeignete Präparation von Hart- und Weichgewebe sind entscheidend für ein optimales Notfallprofil, Funktion, Ästhetik und parodontale Gesundheit.

Sie werden in verschiedenen Materialien (Titan, Zirkonium) mittels CADCAM-Technologie gefräst. Sie sind entweder gerade oder vorgewinkelt erhältlich. Ein massiver Titanblock wird mit einer computergestützten Fräsmaschine ( ) nach den Vorgaben des Anwenders gefräst.

Vorteile der CADCAM-Abutments:

Individuell gefertigte Abutments, die mit der CAD/CAM-Technologie hergestellt werden, haben das Potenzial, die Vorteile von Standard- und laborgefertigten individuellen Abutments ohne deren Nachteile zu bieten. Erstens sind CAD/CAM-Abutments wie laborgefertigte Abutments für jeden Patienten spezifisch; die Ergebnisse sind jedoch viel konsistenter. Die

Lernkurve des Technikers ist weniger steil als bei handgefertigten Komponenten.
Der Techniker steuert das Design des Abutments mit Hilfe der CAD-Software, die Parameter zu seiner Unterstützung enthält. Das virtuell entworfene Abutment wird elektronisch an ein CAM-Fräsgerät übertragen, das das Abutment aus einem Block des ausgewählten Abutmentmaterials herstellt. Die meisten der mit dem Wachsen, Einbetten und Gießen verbundenen Maßabweichungen entfallen. CADCAM-Abutments haben also das Potenzial, bei jedem Abutment-Typ eine genauere Passung zu bieten.
Die Patientendaten werden in die Software eingegeben. Der Labortechniker wachst die Prothese über die entsprechenden Abutments und scannt sie ein. Dann wird diese Struktur an den Antagonistenbogen und an das Notfallprofil angepasst. Diese Daten werden an das CAM-Zentrum übertragen und das entworfene Abutment wird gefräst, wobei später die Keramik hinzugefügt wird.
Die Genauigkeit des Procera-Systems spiegelt sich in dem Konzept "Zähne in einer Stunde" für die sofortige funktionelle Belastung im Oberkiefer wider, bei dem eine festsitzende CADCAM-Prothese aus einem gefrästen Titanblock durch das Protokoll Procera Implant Bridge hergestellt wird.

Encode@ Wiederherstellungssystem:

Das System besteht aus einem kodierten Gingivaformer und einem CADCAM-Titan-Abutment. Der proprietäre Gingivaformer hat drei Kerben, die Codes sind, die Informationen über die Implantatsechskantposition, den Plattformdurchmesser und die Höhe des Weichgewebskragens liefern, die alle für die Konstruktion des endgültigen Aufbaus erforderlich sind

Integrierte Implantologie mit CEREC. Sicherere Implantate mit CEREC

Kombinieren Sie die digitale Abformung und computergestützte Konstruktion von CEREC mit der diagnostischen Sicherheit der 3D-Röntgensysteme von Sirona zu einer echten integrierten Implantologie. Es ist nun möglich, chirurgische und prothetische Planung gleichzeitig durchzuführen - und diesen Plan dann mit einer Bohrschablone präzise umzusetzen. [Abbildung 41a und b]
Dies ist ideal für alle, die in Zukunft mehr Implantate setzen wollen - oder für diejenigen, die zum ersten Mal eine Implantattherapie durchführen wollen. Sie sparen Zeit und Geld durch weniger Behandlungssitzungen und erzielen durch einen gestrafften Arbeitsablauf deutliche Effizienzgewinne. Und nicht zuletzt können wir den Patienten zeigen, wie das Endergebnis aussehen wird.

- deckt alle Phasen des Implantationsprozesses ab
- Eigene Wertschöpfung
- Eine chairside Bohrschablone (CEREC Guide) und zwei SICAT Bohrschablonen für mehr Flexibilität
- Plattformlösung von einem Hersteller

Integrierte Implantologie mit CEREC, sicherere Implantate

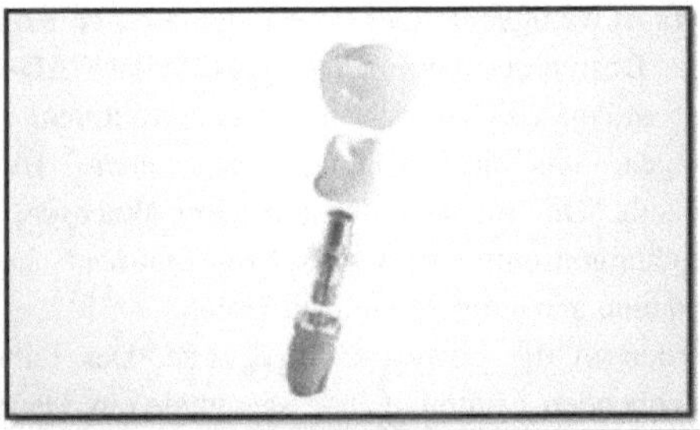

Abbildung 41a: Mit CEREC/inLab hergestellte endgültige Restauration.

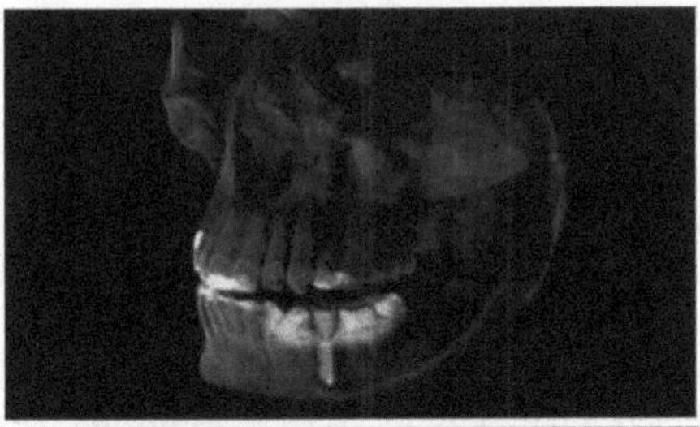

Abbildung 41b: Bestimmung der optimalen Implantatposition.

DIGITALE ABDRÜCKE

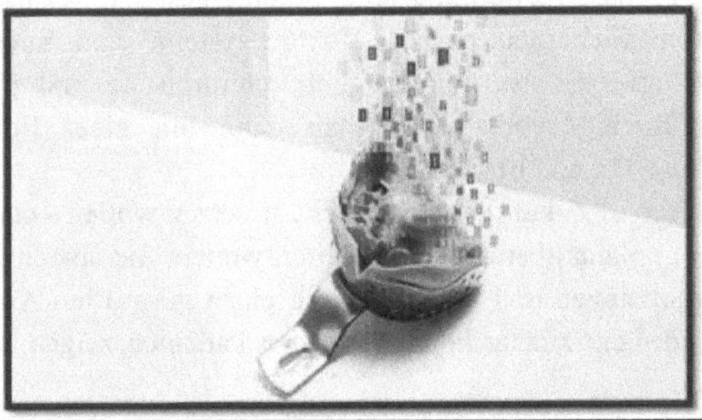

Abbildung 42

i DIGITAL IMPRESSIONEN FÜR ZAHNÄRZTLICHE PRAXEN UND LABORATORIEN.

Die digitale Technik hat in vielen Bereichen der modernen Medizin bereits zu entscheidenden Fortschritten geführt. Die CAD/CAM-basierte Herstellung von Zahnersatz ist in vielen Dentallaboren fest etabliert. Die Datenerfassung erfolgt entweder direkt im Mund des Patienten (intraoral) oder indirekt nach Abdrucknahme und Anfertigung eines Meistermodells (extraoral). Unabhängig von der Art der Digitalisierung können klinische Parameter, z. B. Speichel, Blut, Bewegungen des Patienten, die Wiedergabe der Zähne beeinflussen. (Abbildung 64)

Die intraorale Digitalisierung ermöglicht es dem Zahnarzt, die Daten direkt von den präparierten Zähnen zu erhalten. Eine Abdrucknahme und die Anfertigung eines Modells sind somit nicht mehr notwendig. *Die extraorale Digitalisierung mit Abdrucknahme und Modellherstellung ist genauer als bei der intraoralen Digitalisierung.*
Vor der extraoralen Digitalisierung muss ein Abdruck der klinischen Situation genommen werden. Sowohl die Abformtechnik als auch die Eigenschaften des verwendeten Abformmaterials können die Passgenauigkeit von festsitzenden Versorgungen beeinflussen. Die Herstellung eines Meistermodells kompensiert bis zu einem gewissen Grad volumetrische Veränderungen des Abformmaterials. Die Herstellung eines Meistermodells ist jedoch ein zeitaufwändiges und fehleranfälliges Verfahren, das die Anwesenheit oder Zusammenarbeit mit einem Dentallabor erfordert. Meistermodelle können extraoral entweder mit optischen oder mit mechanischen Werkzeugen digitalisiert werden. Die optische Digitalisierung ermöglicht eine schnelle und verschleißfreie hochauflösende Datenerfassung.
Nachteilig ist jedoch, dass Abschattungseffekte die Anwendung der extraoralen optischen Digitalisierungsmethode einschränken. Mehrfachmessungen in Kombination mit der Ausrichtung von Teilmessungen sind notwendig, um solche Effekte zu kompensieren. Mechanische Digitalisierer werden prinzipiell vor allem für die Datenerfassung von Kavitäten wie dem Silikonabdruck eines Zahnes eingesetzt. Die Wiedergabe von kleinen Strukturen ist durch den Durchmesser und das Design der Sondenspitze eingeschränkt. Die sofortige taktile In-Office-Digitalisierung von Abdrücken scheint vorteilhaft zu sein, da sie die hohe Präzision mechanischer Digitalisierungsverfahren mit einem verkürzten Herstellungsprozess kombiniert.
Die aktuellste Version des CEREC-Systems ist das neue CEREC A, eine modulare Einheit, die eine Aufnahmeeinheit enthält. Eine separate Schleifeinheit ermöglicht es, praktisch jede Art von individueller Restauration mit einer Leichtigkeit und Präzision herzustellen, die von den Vorgängern nicht erreicht wurde. Die neue Technologie führt zu hochpräzisen Restaurationen, die es den Anwendern ermöglichen, eine minimale Lernkurve zu haben und Restaurationen mit Leichtigkeit zu fertigen. [4]

CAD-CAM-Modellierung für die kraniofaziale Chirurgie

Chirurgen verwenden computergestützte Design- und Fertigungsprogramme (CAD-CAM), um maßgeschneiderte Schnitt- und Platzierungsschablonen für die präoperative Planung und Knochenpositionierung während der rekonstruktiven Chirurgie komplexer kraniofazialer Fehlbildungen zu erstellen.
CAD-CAM-Verfahren verwenden Computertomographie (CT)-Daten, um anatomisch genaue dreidimensionale (3D)-Modelle der Knochenstruktur des Patienten zu erstellen, die eine kephalometrische Beurteilung traumatischer und pathologischer Defekte vor der Operation ermöglichen. Anhand dieser Darstellungen können Schablonen sowohl für die frühe Resektion als auch für die spätere präzise Platzierung des Knochens zur Fixierung während der Operation und/oder für individuelle prothetische Implantate angefertigt werden.
Cad/Cam wird auch für die Augmentation der Kieferhöhle verwendet. Maßgefertigte Blöcke aus Hydroxylapatit (HA) wurden präoperativ auf der Grundlage einer dreidimensionalen (3D) Simulation mit Hilfe der CAD/CAM-Technologie in die gewünschte Form geschnitten. Die maßgefertigten HA-Blöcke wurden für die Sinus-Augmentation verwendet.
CAD/CAM-Schablonen sind bis auf 1 mm genau, was zu schnelleren Operationen und optimalen ästhetischen Ergebnissen führt, insbesondere bei komplexen Korrekturen von

Gesichts- und Schädeldeformitäten. Ihre Verwendung und die von CAD/CAM-3D-Modellen verbessert nachweislich die Vorhersagbarkeit der Ergebnisse bei komplexen kranio-maxillofazialen Eingriffen und verkürzt die Gesamtoperationszeit, wodurch sich die Dauer der intraoperativen Vollnarkose und die Wundfreilegungszeit verringern.

ZUSAMMENFASSUNG

In den 1950er und 1960er Jahren wurden die Weichen für spannende Fortschritte in der Zahnmedizin gestellt, als Prototypen des computergestützten Designs (CAD) und der computergestützten Fertigung (CAM) in der Industrie eingeführt wurden. Bei diesen Anwendungen war die Geometrie der "Teile" einfacher als die, die im Allgemeinen für Zahnrestaurationen benötigt wird, aber dieselben Techniken konnten auch für die Herstellung von Zahnkronen angewendet werden.

Frühe Träumer wie Mörmann, Duret und ihre Kollegen waren von den Möglichkeiten fasziniert. Doch der Weg dorthin war bei weitem nicht so glatt, wie wir uns das alle vorgestellt hatten. Die Rechenleistung war begrenzt; eine Festplatte mit einem Gigabyte war undenkbar, aber die Konstruktion der komplexen Geometrien von Kronen war rechenintensiv. CAM-Systeme waren groß, und der Gedanke an eine Desktop-Fräsmaschine war lächerlich. Die Ausrüstungsfirmen waren der Ansicht, dass zahnmedizinische CAD/CAM-Systeme wie Kameras sein würden, deren Einnahmen durch den Verkauf von Materialien wie Filmen erzielt würden.

Gleichzeitig waren die Materialhersteller der Ansicht, dass es sich bei den Systemen um Ausrüstungen handelte, die nicht in ihre Produktpalette passten. Die Beharrlichkeit zahlte sich jedoch aus. Die Träumer arbeiteten weiter, und CAD/CAM-Systeme gehören heute zum Alltag der Zahnmedizin.

Eines der Systeme, das sich als effektives automatisiertes System für die Praxis herausgestellt hat, ist das CEREC-System (Sirona Dental Systems GmbH, Bensheim, Deutschland). Das CEREC-System ist seit 20 Jahren auf dem Markt, wird von mehr als 17.000 Zahnärzten und in 28 zahnmedizinischen Fakultäten in den Vereinigten Staaten verwendet und hat etwa 12 Millionen Restaurationen hergestellt.

Auf den ersten Blick schien der Gedanke, ein sprödes Material wie Zahnkeramik zu bearbeiten, lächerlich. Doch Innovationen bei den Materialien führten zu ästhetischen Werkstoffen, die potenziellen Schäden durch CAD/CAM-Bearbeitungen standhalten können. Wenn sie mit einem CAD/CAM-System in der Praxis hergestellt werden, sind ästhetische Restaurationen in einer einzigen Sitzung Realität.

Aber kann eine maschinell hergestellte Restauration, die in der Zahnarztpraxis hergestellt wird, genauso gut funktionieren und die gleiche Ästhetik bieten wie die von qualifizierten Technikern hergestellten? CEREC hat verschiedene Arten von Restaurationen entwickelt, die im Laufe der Zeit hergestellt werden können, und es gibt erfolgreiche Passform, Ästhetik und Überleben von Keramikrestaurationen, die in der Zahnarztpraxis hergestellt werden.

Zweifellos haben die Träume von der Automatisierung einen unumkehrbaren Einfluss auf die Zahnmedizin gehabt. Mit In-Office-Systemen können ästhetische, langlebige Restaurationen in einer einzigen Sitzung hergestellt werden. Laborbasierte Systeme erweitern die Möglichkeiten bei der Wahl der Restaurationsart und des Materials. Der Zahnarzt muss sich jedoch nicht nur mit dem Ausgangsprodukt befassen, unabhängig davon, ob es mit CAD/CAM-Systemen oder mit herkömmlichen Methoden hergestellt wird. Keramik, einschließlich der in der Zahnmedizin verwendeten, hat interessante Leistungsmerkmale. Selbst wenn sie hochglanzpoliert sind, verlieren sie an Festigkeit, wenn sie einer wiederholten Belastung ausgesetzt werden, wie z. B. dem normalen Okklusionskontakt. Über 1 Million Zyklen (etwa fünf Jahre klinische Funktion) verlieren sowohl aluminium- als auch zirkoniumoxidbasierte verblendete Strukturen 50 Prozent ihrer Festigkeit.

Schäden, die durch Sandstrahlen, durch Anpassungen am Behandlungsstuhl mit einem Bohrer oder sogar während des CAD/CAM-Herstellungsprozesses verursacht werden, können die Festigkeit der Restauration weiter verringern und ihre Lebenserwartung beeinträchtigen. Bei einigen Materialien haben Forscher nach dem Sandstrahlen eine Verringerung der Festigkeit um bis zu 30 Prozent festgestellt. Diese Information ist besonders wichtig für Restaurationen im Seitenzahnbereich, die den höchsten Belastungen im Mund ausgesetzt sind.
Aber verbessert das Sandstrahlen nicht die Haftung? Vielleicht, aber es führt auch zu erheblichen Schäden. Die Alternative dazu waren Kerne aus Aluminiumoxid und Zirkoniumdioxid. Durch die Verwendung von Metallprimern in Kombination mit adhäsiven Zementformulierungen wie Panavia 21 (Kuraray America, New York City) und RelyX Unicem (3M ESPE, St. Paul, Minn.) auf geätzten Oberflächen im Ausgangszustand wurden Haftfestigkeiten erreicht, die denen auf partikelgestrahlten Oberflächen entsprechen.
Die Leistung von Keramik kann durch ein Missverhältnis zwischen den Wärmeausdehnungskoeffizienten von Kern- und Verblendmaterial beeinträchtigt werden. Dies ist zwar kein Problem für in der Praxis hergestellte monolithische Materialien, kann aber eine wichtige Rolle für das Überleben von Kronen und Brücken spielen. Es kann auch ein wichtiger Faktor für das Abplatzen von Porzellan sein, das häufig bei Schichtkronen auf Zirkoniumdioxidbasis berichtet wird.
Auch wenn es noch viel zu lernen gibt und viele Innovationen noch möglich sind, gibt es bereits viele Erfolge mit CAD/CAM-Systemen zur Herstellung von Keramikrestaurationen. Innovationen werden die Zahnmedizin weiterhin beeinflussen und herausfordern. In den letzten Jahren hat die CAD/CAM-Technologie eine wichtige Rolle gespielt und eine Revolution in Bezug auf die Qualität der Planung und Herstellung von Zahnersatz ausgelöst. Die CAD-CAM-Systeme sind eine echte Revolution für die tägliche Arbeit mit moderner Zahnprothetik. Ich hoffe, Sie finden diese Zusammenfassung von 20 Jahren Erfolg eines Traums aufschlussreich.

SCHLUSSFOLGERUNG

Die CAD/CAM-Technologie wird in der Zahnmedizin immer häufiger eingesetzt, sowohl im zahntechnischen Labor als auch in der allgemeinen Praxis zur Herstellung von Inlays, Onlays, Kronen und Veneers aus Vollkeramik. Die zahnmedizinische CAD/CAM-Technologie kann auf fast 20 Jahre klinische Erfahrung zurückblicken und hat sich in allen relevanten Aspekten der klinischen Leistung bewährt, einschließlich Passform, Langlebigkeit und Überlebensrate, Empfindlichkeit, Abnutzung und Festigkeit. [29] Die größten Nachteile sind die hohen Kosten für die Ausrüstung und die Software sowie der hohe Zeitaufwand für die Durchführung mehrerer Schritte.

Es stellt sich die Frage, warum sich ein Zahnarzt trotz all dieser Nachteile in diesem Bereich engagieren sollte. Ein häufiger Grund für die steigende Nachfrage ist die Abschaffung der traditionellen Abdrucktechnik. Kein Patient wird jemals sagen, dass er es liebt, das gesamte Abdruckverfahren in seinem Mund zu haben. Sicherlich sind die Materialien in Bezug auf Viskosität, Geschmack, Geruch und Geschwindigkeit verbessert worden, aber ein optischer Abdruck ist sehr attraktiv. Neben dem Erlebnis für den Patienten ist auch die Genauigkeit der an das Labor gesendeten Abdrücke wichtig. Es ist bedauerlich zu sehen, dass bei einigen der Abdrücke, die ein Labor hat, Ränder, Materialabdrücke, Blasen und Hohlräume fehlen. Die Hersteller von Abdruckmaterialien und die klinischen Lehrer haben alles getan, um den Prozess zu vereinfachen, aber es wird immer wieder vorkommen, dass Kliniker, aus welchen Gründen auch immer, einen Abdruck nicht machen. Der optische Scan wird sofort gelesen. Die sich entwickelnde Software weist den Zahnarzt auf die fehlerhaften Bereiche des Abdrucks hin und ermöglicht eine Korrektur.

Bei einigen Systemen können mehrere optische Abdrücke zusammengeführt werden, um einen perfekten Abdruck zu erstellen. Darüber hinaus werden die Labors letztendlich in der Lage sein, ohne Abdruck direkt zu den neueren CAD/CAM-Zahnmaterialien überzugehen. Dies wird die Herstellungszeit verkürzen, da die Lieferung so schnell wie ein Mausklick erfolgen kann. Wenn sie entsprechend ausgerüstet sind, können die Labors die digitale Datei nehmen und mit einem Knopfdruck ein Arbeitsmodell ohne Wartezeit fertigstellen. Labors, die nicht so ausgestattet sind, können die digitalen Modelle trotzdem verwenden, da Unternehmen oder Partner der Scan-Hersteller sie erstellen. Während diese Systeme entwickelt werden, erscheinen mehrere Laborprodukte auf dem Markt. Mit diesen komplexen CAD/CAM-Maschinen werden Restaurationen erstellt, die extrem präzise Passungen und eine längere Haltbarkeit aufweisen sollen. [39]

Die digitale Zahnmedizin ist mehr als nur ein Hype. Die digitale Zahnmedizin kann in einem weiten Rahmen als jede zahnmedizinische Technologie oder jedes Gerät definiert werden, das digitale oder computergesteuerte Komponenten im Gegensatz zu rein mechanischen oder elektrischen Komponenten enthält. Diese weit gefasste Definition kann von dem am meisten verbreiteten Bereich der digitalen Zahnmedizin - CAD/CAM (computerunterstütztes Design/computerunterstützte Fertigung) - bis hin zu solchen reichen, die vielleicht nicht einmal bekannt sind, wie die computergesteuerte Verabreichung von Lachgas. Bei richtiger Implementierung und umfassender Schulung kann sich die Investition hervorragend auszahlen, die Freude an der zahnärztlichen Tätigkeit kann gesteigert werden, und Ihre Patienten können besser versorgt werden.

Die Zukunft der Zahnmedizin ist jetzt. Wenn Sie weitere 10 Jahre warten, um diese neuen Bereiche der Zahnmedizin zu übernehmen oder zu integrieren, werden Sie Jahrzehnte zurückliegen. [40]

Gegenwärtig wird CAD/CAM in der Zahnheilkunde nicht nur verwendet, sondern von einer wachsenden und begeisterten Gruppe von Zahnärzten bevorzugt, die den Wert des Systems entdeckt und gelernt haben, wie das Konzept in die reguläre zahnärztliche Praxis integriert werden kann. CAD/CAM in der Zahnheilkunde hat die Phase der "Early Adopters" und derjenigen, die alles Neue kaufen, hinter sich gelassen - sie bewegt sich nun auf die "Early Majority" zu.[38]

Hervorragende physikalische Eigenschaften, Biokompatibilität und überlegene Ästhetik machen Y-TZP zu einem beliebten Material unter den modernen Vollkeramikmaterialien. Die Herstellung eines solchen Materials wird durch den Einsatz der hochtechnischen CAD-CAM-Technik vereinfacht. Dadurch werden auch die konventionellen Laborverfahren überflüssig. Die CAD-CAM-Methode ermöglicht eine gleichbleibende Qualität und eine überragende Randpassung und kann auch die kritischen ästhetischen Bedürfnisse der Patienten erfüllen.

Literaturverzeichnis

1. Davitowitz G, Kotick PG. Der Einsatz von CAD/CAM in der Zahnmedizin. DCNA 2011; 55(3):
559-70
2. Beuer F, Schweiger J und Edelhoff D. CAD/CAM in der Zahnmedizin: Neue Materialien und
Technologien. 2010; 2(4)
3. Mormann WH und Bindl A. Vollkeramische, stuhlseitige computergestützte Konstruktion/Computergestützte Bearbeitung Restauration. Dent Clin N Am 2002; 46: 405-42
4. Feuerstein P, Puri S.CAD/CAM und digitale Abformung. [Internet] 2013 [Jan 2013] Verfügbar von http://www.ineedce.com/courses/1593/PDF/CAD_ CAM_DigitalImpressionen.pdf
5. Was ist CAD/CAM? [Internet] 2012 [zitiert 2012 Oktober 2012] Verfügbar unter http://en.wikipedia.org/w/index.php? title=CAD/CAM_Dentistry& oldid= 487798812
6. Miyazaki T, Hotta Y, Kunii J, Kuriyama S und Tamaki Y. Eine Überprüfung der dentalen CAD/CAM: Aktueller Stand und Zukunftsperspektiven aus 20 Jahren Erfahrung. 2009; 28(1): 44-56
7. Ritter AV. Chairside CAD/CAM in der Zahnmedizin. JERD. 2007;15(2): 127
8. Torres MA, Estela SA, Raya MA und Diago MP. CAD/CAM-Dental-Systeme in Implantat-Zahnheilkunde: Update. Med Oral Patol Oral Cir Buccal. 2009 March; 14(3): E141-5
9. Persson ASK, Andersson M, Oden A, Englund GS. Computergestützte Analyse von digitalisierte Zahnsteinreplikate durch dentale CAD/CAM-Technologie. Zahnärztliche Materialien 2008; 24:1123-1130
10. Gang SD. Anwendungen für computergestütztes Design und computergestützte Fertigung unter Verwendung der CT- und Cone Beam CT-Scantechnologie. Dent Clin N Am. 2008; 52: 777-808
11. Barlett D und Brunton PA. Aesthetic Dentistry. Technical and Laboratory Considerations.2012: 68- 69
12. Rosenstein, Land und Fujimoto. Contemporary Fixed Prosthodontics. 3rd Edition. Vollkeramische Restauration: 645-655
13. Misch CE. Zahnärztliche Implantatprothetik. Diagnostische Bildgebung und Techniken: 65
14. Moldovan O, Luthardt RG, Corcodel N, Rudolph H. Three-dimensional fit of CAD/CAM-made zirconia copings. Dental Material: 2011; 27: 1273-1278
15. Addison O, Cao X, Sunnar P, Fleming GJ. Auswirkungen der Bearbeitungsvariabilität auf die
Festigkeit einer CAD-CAM-Keramik für den Behandlungsstuhl. Dent Mater. Mai 2012
16. Beuer F, Schwiger J, Marlis E, Kappert HF, Gernet W und Edelhoff D. Hochfestes CAD/CAM-gefertigtes Verblendmaterial, das auf Zirkonoxidkappen gesintert wird - eine neue Herstellungsmethode für vollkeramische Restaurationen. Dent Mater. 2005; 25: 121-128
17. Tsitrou E, Antoniades M, Pahinis K, Noort RV. Bruchfestigkeit von minimal präparierten, kunststoffgebundenen CEREC-Inlays. Oper Dent. 2009;34-5: 537-545
18. Cavalcanti AN, Foxton RM, Watson TF, Oliveira MT, Giannini M, Marchi GM. Y- TZP-

Keramik: Schlüsselkonzepte für die klinische Anwendung. Oper Dent. 2009; 34-3, 344351
19. Pilathadka S, Vahalova D, Vosahlo T. Zirkoniumdioxid: Ein neues keramisches Material. Ein Überblick. Prager Medizinischer Bericht. 2007; 108: 5-12
20. Cehreli MC, Kokat AM, AKCA K. CAD/CAM-Zirkonoxidkronen im Vergleich zu gleitgegossenen glasinfiltrierten Aluminiumoxid/Zirkonoxid-Vollkeramikkronen: 2-Jahres-Ergebnisse einer randomisierten kontrollierten klinischen Studie. J Appl Oral Sci. 2009; 17(1): 49-55
21. Tagtekin DA, Ozyoney G, Yanikoglu F. Zweijährige klinische Bewertung von IPS empress II Ceramic Onlay/Inlays. Oper Dent. 2009;34-4: 369-378
22. Flury S, Lussi A und Zirmeerli B. Performance of Different Polishing Techniques for Direct CAD/CAM Ceramic Restoration..Oper Dent. 2010; 35(4): 470-481
23. Klinische Wirksamkeit von CEREC 3 Vollkeramik-Restaurationen: eine 20-jährige Geschichte unvergleichlicher Leistung. Gent Dent. 2003: 51(5)
24. Lava Ultimate: CAD/CAM-Füllungsmaterial für CEREC. [Internet] 2012 [Nov 2012] Verfügbar unter http://www.3mespe.co.uk
25. Mclaren EA, Hyo L. CAD/CAM Update: Technologien, Materialien und klinische Perspektiven. Inside Dentistry. November/Dezember 2006; 98103
26. McLaren EA, Terry DA. CAD/CAM-Systeme, Material und klinische Richtlinien für vollkeramische Kronen und festsitzende Teilprothesen. Kompendium. 2002:23 (7) : 637652
27. Klim J, Edward B. Innovation in der Zahnmedizin: CAD/CAM-Restaurationsverfahren [Internet] 2012 [Nov 2012] Verfügbar unter http://www.ineedce.com
28. Devigus A, Lombardi G. Veneers aus Vitablocs für CEREC/inLab. 2005
29. Prüfstein A, Phillips RJ. Vereinfachung der CAD/CAM-Zahnmedizin. Dental Products Report. 2005; 1-17
30. Vinothkumar TS, Kandaswamy D, Chanana P. CAD/CAM-gefertigte einteilige vollkeramische Post-Core-Kronen-Restauration. Journal of Cons Dent. Jan-March 2011; 14(1): 86-89
31. Kumar R, Patil S. Forcierte kieferorthopädische Extrusion und Einsatz von CAD/CAM zur Rekonstruktion einer stark zerstörten Krone: A Multidisciplinary approach. Apr-Jun 2012; 15(2): 191-195
32. Paul Feuerstein. CAD/CAM und digitale Abdrücke. [Internet] 2013 [Jan 2013] Verfügbar unter http://ineedce.com
33. Website der Manufaktur. Digitale Zahnheilkunde, prothetische Lösungen in CAD-CAM [Internet] 2013 [Jan 2013] Verfügbar unter http://phibo.com
34. Jones DW. Zahnärztliche Zemente: Ein Update. Canadian Dental Association. 2012
35. Haddad MF. Rocha EP, Assuncao WG. Zementierung von prothetischen Versorgungen: von der konventionellen Zementierung zum Dentalklebekonzept. J Craniofac Surg. 2011; 22(3): 952-8
36. Mormann WH. Die Entwicklung des CEREC-Systems. JADA. 2006;137: 7S-13S
37. Sirona inLab. inLab CAD/CAM System. [Internet] 2013 [Feb 2013] Verfügbar von http://www.dentalcompare.com/Reviews/2430-inLab-CAD-CAM-System/
38. Christensen GJ, Kind PL. CAD/CAM in Dentistry. [Internet] 2011 [Feb 2013] Verfügbar unter http://www.dental-tribune.com/printarchive/download/ document/ 18481/file/4ce01aa94736afce9320a7f26889056d_3-3.pdf
39. Feuerstein P. New Changes in CAD/CAM: Teil 1 [Internet] 2007 [Feb 2013] Verfügbar unter http://www.dentalaegis.com/id/2007/02/technology-integration- new-changes-in-cad-

cam-part-1
40. Kind PL. Dental iq Digitale Zahnmedizin: Ist das die Zukunft der Zahnmedizin? [Internet] 2013 [Feb 2013] Verfügbar unter http://www.dentaleconomics.com/articles /print/volume-101/issue-10/features/digital-dentistry-is-this-the-future-of- dentistry.html
41. Genuchten MV. Die Zukunft der Zahnmedizin: Journey to digital. Dental News and People; 2012
42. Amerika DT. Sunny side of CAD/CAM. [Internet] 2013 [Jan 2013] Verfügbar unter http://www.dental-tribune.com/companies/content/id/3610
43. Fasbinder DJ. Innovationen in der CAD/CAM-Technologie: CEREC AC mit Bluecam. [Internet] 2009 [Jan 2013] Verfügbar unter www.oralhealthgroup.com/news /innovations-in-cad-cam-technology-cerec-ac-with-bluecam/1000229907/
44. Feuerstein P. Neue Änderungen in CAD/CAM: Teil 2 Laborsysteme. Inside Zahnmedizin; 2007; 3(3)
45. Culp L. Prüfstein A. CAD/CAM-Zahnmedizin: Ein neues Forum für die Zusammenarbeit zwischen Zahnarzt und Zahntechniker. Inside Zahnmedizin; 2006: 2(7)
46. Straumann lanciert neues CAD/CAM-Zahnrestaurationssystem. [Internet] 2010 [Jan 2013] Verfügbar unter http://www.straumann.com
47. Sirona Dental System. CEREC Blocs. [Internet] 2011 [Jan 2013] Verfügbar unter http://sirona.com

Zeitfracht Medien GmbH
Ferdinand-Jühlke-Straße 7,
99095 - DE, Erfurt
produktsicherheit@zeitfracht.de

FSC
www.fsc.org
MIX
Papier | Fördert
gute Waldnutzung
FSC® C083411

Druck:
CPI Druckdienstleistungen GmbH
im Auftrag der
Zeitfracht Medien GmbH
Ein Unternehmen der Zeitfracht - Gruppe
Ferdinand-Jühlke-Str. 7
99095 Erfurt